医者の新常識

病気にならない最高の食べ方

工藤孝文
KUDO TAKAFUMI
工藤内科副院長

さくら舎

目次◆医者の新常識　病気にならない最高の食べ方

第1章　食べ方で病気が決まる

第3章　糖尿病を防ぐ・治す最高の食べ方

第4章　高血圧を防ぐ・治す最高の食べ方

第5章　痛風を防ぐ・治す最高の食べ方

第8章　うつ病を防ぐ・治す最高の食べ方

医者の新常識
病気にならない最高の食べ方

第1章　食べ方で病気が決まる

「食」で全身の細胞がどんどん生まれ変わる

私たちの体は、髪の毛も皮膚も、筋肉、骨、内臓、もちろん脳まで、すべて食べたものでできています。粗悪な資材で家を建てても長持ちしないように、**間違った食生活では健康をずっと保つことはできません。**

健康に生活していくためには、活動に使うエネルギーを得たり、体を構成するすべての組織を作り出したりするための栄養素を、食べることで摂らなくてはいけません。

近年では、免疫力を高めるためには腸内環境の改善が大事！　ということも知られるようになっています。もちろんこれも食生活に大いに関係しています。

あらためて説明するまでもなく、私たちは「食」により健康を支えています。

子どものころ、食が細くて「もっと食べなさい」と言われた人もいるでしょう。「肉ばかり食べないで、野菜も食べないとダメ」と注意された人もいるかもしれませんね。

小学校の給食では、栄養のバランスが大切なことを教わるので、好きなものだけ食べてお腹がいっぱいになればいいわけではないと、誰だって知っています。でも、それを実践し続けるのは案外難しいことです。

太りたくないからと過激なダイエットに励むのは、かえって太りやすい体質になりかねません。低栄養では骨や筋肉が弱くなるだけでなく、老化を早めてしまいます。

毎日、菓子パンと清涼飲料水ばかり摂ってお腹を満たしているのは、肥満や糖尿病の最短コースと言えます。濃い味つけが大好きで、食卓には醤油さしが欠かせないという人の場合は高血圧が心配です。

こうした生活習慣病は動脈硬化を促進して、やがて狭心症や心筋梗塞、脳梗塞、脳出血など命に関わる病気を引き寄せてしまいます。がんや認知症も、食生活などの生活習慣が大きく関わっていることはご存知でしょう。つまり食事の習慣が積もり積もって、病気を引き寄せてしまうのです。

裏を返せば、**食事の摂り方をいい方向に軌道修正してやれば、病気を防いだり、不調を改善したりできる**ということになります。

最初に述べたとおり、私たちの体は、食べたものでできています。新陳代謝によって全身の細胞は入れ替わっており、たとえば皮膚などは約1か月、内臓や筋肉は器官にもよりますが1か月～1年、骨でさえ2～3年で入れ替わるとされています。

もしいまが〝ざんねんな体〟であったとしても、食べ物次第で望ましい状態に変化することが十分期待できます。あきらめる必要はありません。

このままでは病気になる状態

肥満気味だったり、血圧が高めだったり、あるいは健康診断でどこかの項目に引っかかって「要注意」と言われたりした方たちは、病気の入り口に立っていると言っていいでしょう。

「まだ病名はついていないけれど、このままいけば病気になる」という状態です。

この段階ならば、**食事の摂り方を考え直すことで、病気の入り口から引き返せます。**

何を食べるか、どう食べるかという工夫次第で、体をスリムにできるし、血圧や血糖値の改善も可能です。高血圧や糖尿病などの生活習慣病を遠ざけ、心疾患や脳血管障害を防ぐことにもつながります。

すでに病気と診断されている方は、薬による治療などと併せて、その病気に対応した食事にすることで治療効果を高める、少なくとも病気や症状を悪化させないようにすることが可能になります。

大切なのはムリなく長く続けることです。

食による病気の予防、改善というと「アレはダメ。これもダメ」と制約だらけになりがちです。でも、そればかりでは食べる楽しみが失われてしまいます。楽しくない食事なんて続きません。

だからこの本では「これを食べるといいですよ」という、「その病気にいい食品」を中心に紹介したいと思います。食品に含まれている成分は、人体の器官に対してさまざまな作用をもっています。薬とは違うマイルドな働きですが、毎日、毎食のことなので「ちりも積もれば山となる方式」で少しずつ改善していきます。
穏やかに、しかし積極的に「食」から健康づくりを考えていきましょう。

まず「食べ方」を変える

「食」からの病気予防や健康状態の改善には、体と食品についての知識と、調理や食べるときの工夫が欠かせません。

たとえば血圧が高めの人は「塩分を控えめに」と言われます。そんな場合、醬油やソースは「かける」よりも「つける」にしましょう。

お刺身も小皿に取った醬油にちょっとつける。かえってそのほうが素材の味わいが楽しめることに気がつくのではないでしょうか。トンカツならソースを上から回しかけるのではなく、やはり小皿のソースにつけながら食べることで塩分の摂取量を減らせます。

和え物や焼き物にはレモン、スダチ、カボスなどの柑橘類をかけると塩分が少なくてもおいしく食べることができます。酢も減塩の強い味方です。

また、食べる順としては、ダイエットを気にしている人なら、トンカツにつきもののキャベツの千切りから先に食べるような「ベジファースト」を心がけましょう。「ベジファースト」とは、その名が示すとおり「野菜（ベジ）を最初（ファースト）に食べる」ことです。食物繊維が豊富な野菜から食べることで、糖質の吸収をコントロールして脂肪の蓄積を抑えます。トンカツのキャベツに限らずサラダでも味噌汁でも大丈夫、ポイントは食物繊維です。

続いてタンパク質のおかずを食べて、イモの煮物とか、ご飯や麺類など糖質の多い主食は最後にいただきます。あとの項目でも説明しますが、この順番が逆になると血糖値が急激に上昇し、インスリンというホルモンが大量に分泌されて脂肪の合成を促進、余った糖が脂肪として蓄えられてしまうのです。

最近、私がテレビや雑誌で紹介しているのは「ミートファースト」、肉から先に食べるというダイエット法です。ポイントは「夕食のとき牛肉の赤身肉から先に食べる」という点です。

血糖値の急上昇を抑えられるうえ、肉を先に食べることで噛む回数が増え、満腹中枢が刺激されて食べ過ぎの予防になります。牛肉の赤身肉がおすすめなのは脂肪を燃焼させるカルニチンという物質が豊富なためですが、羊肉にも豊富ですから、ジンギスカンなどでも「ミートファースト」を心がけましょう。

こうした「食」に関するちょっとした知識を楽しみながら実践していくことが、継続していくためには重要です。

糖質、脂質も摂るべき栄養素

みなさんは「**5大栄養素**」という言葉をお聞きになったことがありますか？**「タンパク質」「糖質」「脂質」「ビタミン」「ミネラル」の5つ**です。最近は「糖質」や「脂質」について、「摂ってはいけない」とか「避けましょう」と毛嫌いされることがありますが、どちらも私たちの体に必要な栄養素です。

最初に言っておきますが、この**5つはすべて体に必要**です。

「体を動かしたり、体温を保ったりするエネルギーになる」のが糖質、脂質、タンパク質。「体をつくる」働きをするのがタンパク質とミネラル。そして「体の調子を整える」働きをするのがビタミンとミネラルです。

代替できるものもありますが、ずっと続けることは難しい。エネルギーはタンパク質から摂れるため糖質は不要とも言われますが、あまり現実的ではありません。

タンパク質が豊富な肉や魚を増やすと、脂質が多くなりすぎるという難点があるからです。かといって肉や魚が少量では、食事全体のエネルギーもタンパク質も不足します。

鶏むね肉やささみは、脂質が少なくてタンパク質が豊富なので、トレーニングに励む人の中には、そればかり食べる人もいますが、健康の面からはあまりおすすめできません。同じ食品ばかり毎日ずっと摂り続けるのは、食物アレルギーの原因になるからです。

ビタミンやミネラルの摂取も考えれば、いろいろな食品をまんべんなく食べたほうが、健康づくりや病気予防のためにいいのは明らかです。

そしてもうひとつ、大事な要素があります。

糖質である主食のご飯やパンに比べて、「タンパク質が豊富な食品は値段が高い」という問題です。「食」からの健康づくりは長く続けてこそ効果を発揮します。経済的に続けられない健康法ではあまり意味がありません。

食物繊維とフィトケミカルに注目

この「5大栄養素」のほかに最近、注目されている成分があります。**「食物繊維」**と**「フィトケミカル」**です。

食物繊維は、血糖値の上昇を抑えたり、免疫機能に関わる腸内細菌のバランスを整えたり、排便を促して発がん性物質の排出に役立ったりと、重要な働きがわかってきました。かつては無駄なものと思われていた食物繊維ですが、いまでは第6の栄養素と言われるくらい重視されています。

フィトケミカルは、植物が紫外線や昆虫などから自らを守ろうとして作り出す化学成分です。よく耳にするポリフェノールやリコピンなどはフィトケミカルの仲間です。抗酸化作用などがあり、人間が摂取した場合も、さまざまな病気の予防効果が期待され、機能に注目が集まっています。

食品に含まれる栄養素や成分は、体内で特定の機能を促進したり、助けたりする働きもあります。簡単な基礎知識を知っているだけでバランスを考えた食事ができるので、自分の食べているものに興味をもつことは、病気予防や健康状態の改善の第一歩です。

がん細胞は毎日何千個も発生している

ところでみなさんは、病気はどの段階から始まると思いますか？

たとえば、がんはどうでしょう？　がんは際限なく勝手に増える異常な細胞の集まりで、正常な細胞の遺伝子が傷つくことで発生します。傷つけているのは、タバコなどに含まれる発がん物質やウイルス、放射線などです。

遺伝子が1個でも傷ついたら、がんでしょうか？　違いますよね。遺伝子が何か所も傷ついたままコピーされるなどして、できそこないの細胞が増えていってがん化するのです。じつのところ、がん細胞は毎日、みなさんの体の中で何千個も発生しているのですが、発生する端から免疫細胞が退治してくれているので、健康な状態でいられるのです。

ところが、加齢などの影響で異常な細胞の発生が増えてきたり、免疫細胞が衰えたりすると、生き残ったがん細胞が分裂・増殖していきます。

いまは検査や診断技術が上がって、㎜単位～直径1㎝くらいのがんが見つかるようになりましたが、がんがその大きさになるまではそれなりの時間がかかっています。

自覚症状もなく、検査したからたまたま見つかったというケースは少なくありませんが、こうした場合、どこから「がん」という「病気」で、どの段階で「患者さん」

になるのでしょう？　なかなか難しいですね。

では、症状がはっきりしているインフルエンザならどうでしょう？　ウイルスが鼻やのどの粘膜に取り付いて増殖し、数千万に達すると症状が出始めるとされています。高熱や全身の筋肉痛、倦怠《けんたい》感という症状が出ると明らかにインフルエンザですが、増殖中だけれども症状はないという段階はインフルエンザではないのでしょうか。


こう考えてくると、健康と病気の間にははっきりとした境界線がないことがわかります。

健康で元気があふれている状態と、病気で寝込んで治療を受けている状態の間には、「なんとなく体調がおかしい」とか「休むほどではないけれども具合が悪い」といった段階が、無限のグラデーションとして存在します。

健康と病気の間に境界線はなく、じわじわと連続的に変化していく――こういった病気になる前の段階を、漢方など古代中国に源流をもつ東洋医学では「未病」と呼んでいます。

西洋医学は「なんとなく不調」が苦手

がん発生のメカニズムに触れましたが、こうしたことがわかるようになったのは西洋医学（現代医学）の大きな成果です。西洋医学の「原因を徹底的に追及する姿勢」は病原体の発見につながり、やがて細胞へ、さらに遺伝子から分子のレベルで探究されています。

病気の診断のときも、数値や画像で確認できるようになりました。西洋医学が得意なのは、こうした検査結果がはっきりとしているような病気です。

血糖値が高いから糖の吸収や代謝を調節する薬を使おうとか、細菌を殺すために抗生物質を使おうといった、原因を見極めて治療しようという場面で強みを発揮します。

裏を返せば、まだ病気とは言えないけれども、少し変化が現れているといった状況への対応は十分ではありません。病名がわからないと治療に結びつかない、ということになりやすく、西洋医学が苦手としている分野です。

最近は「メタボ予防には食事に気をつけましょう、運動しましょう」と、予防にも力が注がれるようになりましたが、やはり医療のメインとなるのは、数値などが悪化し基準値を超えて、「糖尿病」とか「脂質異常症」などの病名がついてからです。

「頭が重い」「よく風邪をひく」「すぐ疲れを感じる」「手や足が冷える」などのなんとなく体調が悪いといった場合や、検査をしても原因が見つからないという場合などは、医療の対象になりにくい。

みなさんもピンときたでしょう。つまり、こうした状況が「未病」です。

現代医学のベースにある西洋医学は、論理的かつ徹底的に分析を進めて原因を追及し、その原因を排除して治そうと考えます。検査の数値や画像などが、あるボーダーラインを越えないと手を出しにくいので、「ムリをしないで様子を見ましょう」とか「経過観察でいいでしょう。半年ごとに検査しましょうね」となりがちです。

漢方医学の強み＝「未病」に対応できる

一方、「未病」段階のあいまいな不調を得意としているのが漢方医学です。

事実、漢方外来を設けている私のクリニックには、「なんとなく不調なんだけど、西洋医学では異常が見つからない」とか「西洋薬では改善しない」という患者さんが、遠方からもたくさん来院されています。

漢方医学では、患者さんの訴えを聞いて、症状の現れ方や一人ひとりの体質を観察します。腹診といって、お腹に触って皮膚の状態、硬さ、どの部分に張りがあるかといったことなどを調べたり、舌の色や状態を見る舌診などを行い、体に現れるさまざまな状態を総合的に見て判断するのです。

発病前の「未病」を発見することもしばしばあります。そんなときは、個人の体質や生活環境に合わせた「養生」による治療を始めます。

漢方というのは、５〜６世紀に中国から伝わってきた医学が、長い時間をかけて少しずつ日本人の体質や生活に合うように発展してきた、日本独自の伝統医学です。中国の伝統医学は「中医学」と呼ばれます（だから、中国に行って「漢方薬」と言っても通じません）。

その漢方でよく使われるのが、「養生」という言葉です。

食事は養生の大きな要素で、未病を改善する方法としてとても重要な役割をもっています。本来、養生とは「生命を養う」という意味であり、「毎日の積み重ねを大切にしましょう」という姿勢を重視します。

あらためて述べるまでもなく、毎日の食事の積み重ねは体に大きな影響を与えるので、未病を防ぎ、治すにはとりわけ「**食養生**」が大切になります。いまの言い方なら「**食事療法**」となり、とくに**生活習慣病の予防や治療では「薬物療法」「運動療法」と並ぶ柱**です。

食事が回復力や自然治癒力をつくっている

漢方のみならず、東洋医学の目指すところは、体にもともと備わっている自然治癒力を活性化することです。「気温が変わった」「転んでケガをした」「風邪のウイルスが侵入した」といった場合、私たちの体は当たり前のように体温を維持しますし、出血してもしばらくすれば血が止まります。また、侵入したウイルスを撃退しようと発熱して免疫力を働かせます。

これらはすべて生命を維持しようとする力、バランスが崩れたときに自動的に復元しようとする力＝**自然治癒力**が働いているおかげです。

未病を防いだり治したりするのもこの自然治癒力です。毎日の食事も、自然治癒力をどう高めるかという観点から食品を選んだり食べ方を工夫したりします。

季節感を重視して、旬の食品を摂ることはそのひとつ。トマトやキュウリなど体を冷やす作用のある夏野菜は、暑い季節に食べます。いまは一年中食べられますが、冷え性に悩んでいる人は、冬はこうした野菜は避けたほうがいいでしょう。

ほかにもさまざまな体調や症状を改善するための効果的な食品があります。東洋医学の流れに基づく食養生では、膨大な時間をかけて、体の中にある回復力や自然治癒力を引き出し、健康な状態に導くための食品や食べ方を発見し、体系化してきたのです。

新しい食事療法が見つかっている

西洋医学や栄養学はミクロの分析が得意です。

たとえば、多くの野菜に含まれるカリウムは、血圧上昇の要因になるナトリウムとともに細胞の浸透圧（水を取り込む力）のバランスを取っています。腎臓でのナトリウムの再吸収を抑え、尿中への排泄を促進するので、血圧を下げる効果があります。

したがって血圧が高めの人は、塩分の摂取を控えるとともに、野菜をしっかり食べることが大切です――という科学的な説明ができるわけです。

つまり、多くの成分についてどんな食品に多く含まれているか、そして人体にこんな作用があるから病気予防になる、とわかっています。さまざまな食品の成分で、作用や効果が実験や統計データから明らかにされていて、この本で紹介しているのも、効果が検証された食品です。

とはいえ、食品に含まれている成分の作用が判明してきたのは比較的最近のことです。

カリウムやナトリウムの作用は早くから知られていましたが、フィトケミカルであるポリフェノール、不飽和脂肪酸であるDHA（ドコサヘキサエン酸）やEPA（エイコサペンタエン酸）などの抗酸化作用が注目され、一般にも知られるようになってきたのは、この10年くらいのことではないでしょうか。また腸内細菌のバランスを整えて免疫力をアップさせる重要性がさかんに言われるようになったのも、近年のことです。

健康のために重要なことは、細胞を酸化させて傷つける活性酸素を抗酸化作用によって抑えることや、免疫力をアップさせることだと判明してきたからです。

ざっくりと言えば、かつては**「生命を保つために、必要な栄養はこれこれです」と言われていたのが、「健康のためにはもっともっといろいろな成分が必要だ」に変わってきた**わけです。

これはもともと漢方の薬膳や食養生が得意としていたことでした。現代の医学や栄養学からすると、漢方や東洋医学に基づく食の知識は、必ずしも正確ではないのですが、健康を維持して未病を防ぐ・治す点では驚くほど的確です。

現代は科学によって、古くからの知恵が裏付けられている真っ最中です。その成果を利用しない手はありません。

朝食抜きは「うつ」になりやすい

この本では「糖尿病」「高血圧」「がん」などの生活習慣病、「不眠症」「うつ」「認知症」といった心や脳に関わる病気・不調のほか、「花粉症」「便秘」「風邪」などの日常的な不調について「食事による予防と治療」を取り上げています。

「心も食事の影響を大いに受ける」というと、意外に思われるでしょうか。

実際に**食べ物は心や脳の働きに大いに関係している**ので、食生活からの改善はとても理にかなっています。


たとえば、朝食をきちんと摂っている人はうつ症状が少ないとされています。海外で大学生を対象にした研究が複数あり、その結果からも裏付けられています。

朝食を摂ることで生活にリズムができるとともに、脳のエネルギー源がしっかり確保できます。脳は勉強や仕事のためにだけ働いているのではなく、手足を動かすような運動機能、呼吸や消化、体温維持といった自律神経機能などすべての活動に関わっているので、エネルギー不足で働きが低調になると、心身ともに不調になってくるのです。


「うつ状態」は「うつ病」の未病の段階です。少しややこしいのですが、「うつ状態」が必ずしも「うつ病」とは限りません。

「うつ状態」は、心身のストレスが要因となって現れる「ひどく気分が落ち込む」「悲しい・むなしい」「何をしても楽しくない」といった心理的症状です。

その状態が長引いて（目安としては2週間以上）、いくつもの診断基準を満たすようになったのが「うつ病」です。つまり脳のエネルギー不足が続いて、脳全体の機能が低調になっているのが「うつ病」だと言えます。

脳のエネルギーを枯渇させる「朝食抜き」は、心の健康のためにも避けるべき危険な習慣であり、**食生活の改善は効果的な予防法**です。

また、糖尿病や肥満（メタボリック症候群）などの生活習慣病とうつ病は互いに関係していて、リスクを高め合うことも知られるようになりました。

魚介類、野菜、果物、ナッツ類、オリーブオイルなどをしっかり摂る地中海式の食生活は生活習慣病予防の効果が認められていて、さかんに研究されています。うつ病に関する研究もあり、地中海式の食事はうつ病の発生率は低かったと報告されています。

腸が脳に指令を出している

近年、注目を集めているのは、心や脳の働きと腸内細菌の関係です。

うつ病のような行動を示すラットに、腸の働きをよくする乳酸菌の代表格であるビフィズス菌を与えると行動が改善し、脳内で減少していた神経伝達物質も増えたという報告があります。神経伝達物質は、神経細胞の継ぎ目において、神経細胞の信号をほかの神経細胞に伝える物質です。また、人間を対象にした試験で、乳酸菌やビフィズス菌を30日間投与したグループは、偽薬を投与したグループよりもストレスホルモンやストレス症状が減少したという報告があります。

「脳腸相関」という言葉を聞いたことのある方もいらっしゃるのではないでしょうか。

脳は私たちの体のすべてをコントロールする司令塔です。もちろん腸も脳に連なる自律神経の支配下にあり、副交感神経が活発化すると消化の働きが促進されます。ストレスで自律神経が乱れると便秘になったり、下痢をしたりとトラブルが起こるのはそのためです。

ただ、腸が一方的に脳の支配下にあるかというとそうではなくて、腸の働きが悪くなると人間は精神的に落ち着かなくなります。昔からは腸は「セカンドブレイン（第二の脳）」という呼ばれ方をしてきましたが、いまでは象徴的な意味だけでなく、腸の粘膜細胞にも脳に指令を出すルートがあることが判明しています。

神経伝達物質のセロトニンは、安心感やリラックスをもたらし、不足した状態がうつ病と考えられています。人間の体の中で、脳内に存在するセロトニンはわずか２％ほど。血液（血小板）中に約８％、そしてなんと約90％が腸に存在しています。

それだけたくさんのセロトニンが使われるほど、神経細胞がたくさんあるということです。進化の過程で脳より先に登場したのは消化器官の腸だったと考えれば、こうしたことも不思議ではないかもしれません（詳しくは１４３ページ）。

いずれにせよ、腸が健康でなくては、脳の健康を保つのも難しいということになります。食事をおろそかにしてもいい理由はどこにもありません。

「何を食べるか」より「どう食べるか」がポイント

心身ともに病気を予防し、未病を改善するには、たしかに**「何を食べるか」は大切ですが、それ以上に「どう食べるか」が重要**です。また、**実践に移して、しかも続けていくにはどうするかという工夫も必要**です。

私はよく、禁酒が必要な患者さんに「1杯目だけノンアルコールのビールにしましょうね」と言っています。のど越しの爽快感だけを求めてビールを飲んでいる人が多いので、ノンアルコールの1杯目でのどの渇きを潤すと満足できる人が多いのです。それだけで肝機能が改善する患者さんがいるくらいです。食習慣は、こんなちょっとしたことで変えられます。

患者さんに対して医者は「禁酒してください」「アルコールはダメですよ」などと、頭ごなしに言いがちですが、私自身、ちょっとだらしないところがあるので、「言われてもできないことがある」という気持ちがよくわかります。だから余計に「できそうなことからやる」ことがコツだと思うのです。

いままで食べていたものよりも「健康効果のある食品に置き換えてみる」といった方法もあります。たとえば、ジャガイモを1個食べていたのなら、ブロッコリーに替えてみてはどうでしょう。ポテトサラダをやめて茹でたブロッコリーにぽん酢をかけていただく、といったことです。

少しずつでもできそうなことから変えてみて、そして続けてみてください。体調や健診の数値など、わずかでも改善してくると俄然モチベーションが高まります。

「ベジファースト」と「ミートファースト」

「食養生」で大切なことは、**1日3食を毎日、決まった時間に食べる**ことです。

体に必要な栄養素を補給するためにはもちろんですが、体のリズムを整えていくためにも大きな意味があります。

とくに朝食は、眠った脳や体を目覚めさせると同時に、1日のエネルギーを得るための大切な食事です。ご飯やパンなどの糖質は脳のエネルギー源なので、朝食を抜いてしまうと、脳がエネルギー不足になります。そのうえ、体が飢餓状態になるため、昼食をドカ食いするとか、間食で甘いものを食べ過ぎるといった問題につながりやすく、肥満や生活習慣病の原因になります。

寝る前、2時間以内の食事など、遅い時間の夕食も肥満のもとです。

また**1回の食事の中での「食べる順番」も大切**です。

先に少し紹介した「ベジファースト」は、血糖値の急激な上昇を抑え、肥満を予防する効果があります。野菜（ベジ）を最初（ファースト）に食べることで、まず食物繊維が摂取され、腸での糖質の吸収がゆるやかになって血糖値の急上昇が抑えられます。これは〝肥満ホルモン〟でもあるインスリンの大量分泌も抑えることになるので、肥満の予防につながるわけです。

血糖値の乱高下《らんこうげ》はインスリンを分泌する膵臓《すいぞう》を疲弊させたり、血管を傷つけて動脈硬化を促進したりするリスクもあります。血糖値の急上昇を抑えるというと一見ささいなことに思われますが、このようなささいな要素の積み重ねが健康を守ります。

食べ過ぎの予防効果と脂肪燃焼効果を期待する「ミートファースト」も先に触れました。赤身肉から食べることで噛む回数が増え、満腹中枢が刺激されて食べ過ぎが抑制されます。とくに牛肉や羊肉には、脂肪を燃焼させる作用のあるカルニチンが含まれているので効果的です。

果物の食べ過ぎや野菜ジュースだけ、はナシ

せっかく本書を手に取ってくださったのですから、読者のみなさんだけに「これだけ食べていれば大丈夫」というスーパーフードをお教えしたいのはやまやまです。しかし、残念なことに、健康にいい万能の食品は存在しません。

「果物が体にいいと聞いたのでたくさん食べてます」と言う方がたくさんいらっしゃいますが、そう言う方のほとんどは血糖値が高めです。

たしかに果物は水溶性食物繊維やビタミン・ミネラルなどが豊富で「体にいい」と言えますが、果糖という吸収されやすい糖質が多いというデメリットもあります。ですから、目安は1日握りこぶし1個分。**たくさん食べれば食べるほど健康になるという食品は存在しない**のです。

また野菜ジュースも糖質が（砂糖無添加であっても）多い割に食物繊維が少ないので、「野菜の代わりにジュースだけ」にはしないようにしましょう。

「一汁一菜」でもかまわない

「体にいい」とされる食品も、そればかり食べていれば安心ということではありません。「メニューの組み立て方」から「いつ、どう食べるか」というところまで気を配って、最も効果の上がる食べ方をしましょう。

メニューは「一汁三菜」にすると、バランスよく栄養が摂れます。つまり「汁物1

品」＋「主菜1品」＋「副菜2品」、これに主食がつくスタイルです。

主菜は肉や魚を使って動物性タンパク質を、副菜は野菜、海藻類、キノコ類でビタミン、ミネラル、食物繊維をしっかり摂る。汁物からは水分とともに、具の選び方によってタンパク質、ビタミン、ミネラル、食物繊維を補給できます。

毎食を一汁三菜にするのは大変ですから、おかずは「二菜」でも「一菜」でもかまいません。ただ、朝・昼・晩のうち2食は、おひたしや酢の物などの小鉢をプラスして野菜、海藻類、キノコ類をしっかり摂るのが理想的です。その中に、強力な抗酸化作用のある色の濃い野菜も忘れずに加えてください。

１日の野菜摂取量として、厚生労働省は３５０g以上を推奨しています。１回の食事では約１２０gということですから、意識してたくさん野菜を食べましょう。

ここまでいろいろと言ってきましたが、確実に言えるのは「エネルギーになる」「体をつくる」「体の調子を整える」働きをする糖質、脂質、タンパク質、ビタミン、ミネラルという5大栄養素をバランスよく摂りましょう、ということです。

そして**規則正しい食事をして、塩分は控えめ、かつ食べ過ぎない**ように、ということに尽きます。並行して「禁煙する」「アルコールは控えめに」「運動習慣を身につける」といった**生活習慣の改善**も欠かせません。

もし、体の不調を感じていたり、健診での数値の悪化を指摘されたりしたなら、自己治癒力＝体内で生命を維持しようとする力が低下していることを示しています。

次章から説明する「予防したい病気に合わせた食品・食べ方」は、自己治癒力のバランスを整える働きが、さまざまな研究や成分データなどから期待できるものたちです。

「食べて、予防する」「食べて、治す」を始めるのは、今日からです。

第2章　肥満を防ぐ・治す最高の食べ方

極端な糖質制限ダイエットは百害あって一利なし

最近、「短期間で効果が出る」「肉や野菜を食べても大丈夫!」と注目を集めているのが糖質制限ダイエットです。

少し前までダイエットというとカロリーの数値ばかりが注目されていましたが、糖質制限ダイエットは「カロリーよりも血糖値のコントロールが重要」というダイエット法です。

糖質とは正確には、食物繊維以外の炭水化物のこと。ご飯やパン、そば・うどん・パスタといった麺類、イモ類などの主食に多く含まれています。

ではなぜ、こうした糖質を制限するとやせるのでしょうか?

食事で糖質を摂取して血液中の血糖値が上がると、インスリンという、血糖値を正常に保つためのホルモンが膵臓《すいぞう》から分泌されます。このインスリンには、糖質を肝臓や筋肉の細胞に取り込む働きがあるのですが、余った糖質を脂肪に変えて貯め込むという働きもあるため、過剰に分泌されると脂肪がつく原因になります。そのためインスリンは「肥満ホルモン」とも呼ばれるほどです。

つまり糖質を控えれば、インスリンの分泌を抑え、糖質が脂肪になることを防止できる、というのが糖質制限ダイエットの考え方です。

しかし、**極端に糖質を制限すると、かえってやせにくい体質になってしまう**こともあります。その理由をご説明しましょう。私たちが歩いたり呼吸したり体温を保ったりするエネルギーは食事から摂っていて、その内訳は糖質・タンパク質・脂質です。

糖質制限ダイエットによって食事の糖質がゼロになっても、タンパク質と脂質を十分に摂って摂取カロリーが足りていればいいのですが、もし不足するとエネルギー源として筋肉のタンパク質を分解して補います。

脂肪から分解されればいいのですが、残念ながら体は筋肉から先に分解される仕組みになっているので、脂肪はほとんど減りません。

したがって筋肉が減少し、結果として基礎代謝が下がる、つまりやせない体質になってしまうのです。
そのため、私は極端な糖質制限ダイエットは勧めていません。

糖質は控えめにしてきちんと食物繊維を摂ることで、血糖値が乱高下《らんこうげ》しないようにすると、肥満を呼び込むインスリンの分泌を抑えられます。

医学的に「肥満」というと、「脂肪組織が過剰に蓄積した状態」のことです。

とくに内臓脂肪が蓄積すると、脂肪細胞からアディポサイトカインと呼ばれるさまざまな物質が出て、糖尿病や高血圧、脂質異常症が起こるとともに、動脈硬化が促進されて心筋梗塞や脳卒中が発症しやすくなってしまいます。

こうした病気にならないためのダイエットですから、目先の体重を気にして健康を損ねたのでは本末転倒です。

「ゆとり糖質オフ」ならOK

ゆとり糖質オフ

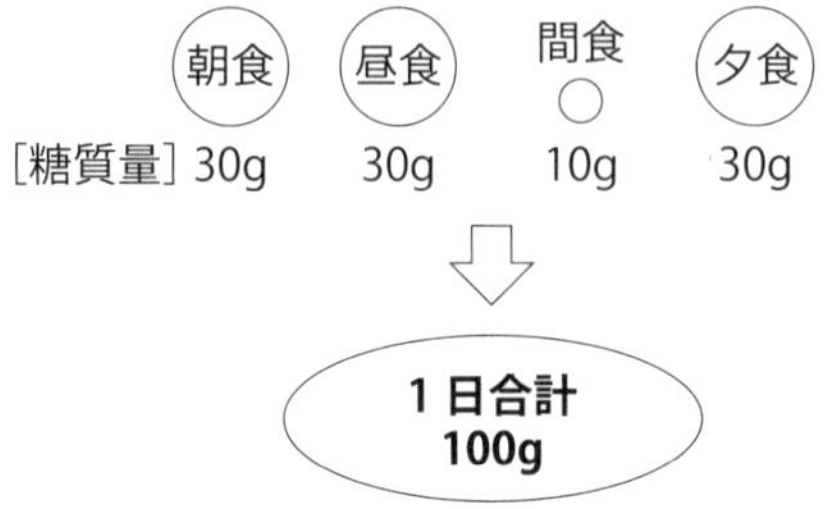

※参考：糖質 30g＝ご飯約 80g ／ 6 枚切り食パン約 1 枚／
麺類なら通常の半分程度

ダイエット外来で診療にあたっている私が、患者さんに勧めているのは**「ゆとり糖質オフ」**です。上の図で示したように、朝昼晩の食事や間食で、ご飯やパンなどの炭水化物（糖質）を食べてもかまいません。ただ、量は半分程度に減らします。目安は「糖質1日100g」です。1食あたり30g、間食で10gと考えてください。

糖質30gというと、ご飯なら約80g、子ども用の茶碗で8割ほど。食パンなら6枚スライスで約1枚になります。麺類だと、おおむね通常の半分程度です。

主食をこれだけ減らすと摂取カロリーが不足するので、おかずを少し増やして補います。肉や魚、豆類、乳製品などタンパク質や脂質を含む食品をしっかり食べましょう。

また、食物繊維も忘れずに摂ってください。肥満を改善、予防するとっておきの食品が、このあと説明する「おからパウダー」です。

おすすめの食品・食べ方

●「おからパウダー」はダイエットに最強

最近、テレビや雑誌で話題の**「おからパウダー」**とは、豆腐を作るときに大量に副産物として出るおからを粉末にして乾燥させたものです。**低糖質で良質なタンパク質と食物繊維が豊富**という、「ゆとり糖質オフ」にぴったりの食品です。

詳しく説明すると、重量のおよそ4分の1が大豆タンパク質、2分の1近くが食物繊維なので、不足しがちな栄養を補うのに最適なのです。しかも無味無臭でクセがないので、さまざまな料理に取り入れやすく、さらに安価で保存もしやすいと利点だらけ。

スープや味噌汁に入れてもいいし、サラダに混ぜてもピザやパスタにふりかけてもいい。私自身は、コーヒーやヨーグルトに混ぜています。

カップ1杯のコーヒーに大さじ1強（初めての方は粒子の細かいタイプがおすすめ）を入れていますが、豆乳ラテのような風味も感じられておいしいですよ。ヨーグルトは１００ｇに対して大さじ３強を入れています。

食物繊維は血糖値の上昇スピードを抑えてくれるため、インスリンの分泌もゆっくりしたものになります。これにより余分な脂肪を体に貯め込むことを避けられます。

消化時間が長いことに加え、胃の中で水分を含んで4〜5倍に膨張するので満腹感が得やすいことも特徴です。食事のときはおからパウダーを含んだ料理から食べ始めると、ゆっくり食べているうちに満腹になってくるので、量は少なめでも満足できるでしょう。

おからパウダーに含まれている不溶性食物繊維は、水分を含むことで便の容積を増やして腸を刺激するため、便通を促進し、ぽっこりした下腹部の解消にもつながります。悪玉菌の増殖を抑える働きもあるので、腸内環境を改善してくれていいことずくめです。

食物繊維はイモ類など根菜にも豊富に含まれていますが、糖質も多いのが難点です。たとえば、ジャガイモ100gあたりの糖質は約14・6g、サツマイモは約26・3gです。その点、おからパウダーの糖質は100gあたり8・9gととても低いのです。

おからパウダーの分量は1日に大さじ1〜3杯が目安です。これ以上摂っても問題はありませんが、たくさん摂ったからといってダイエット効果が上がるわけではありません。摂りすぎだと栄養バランスが乱れることもあるので適量を心がけましょう。

また、おからパウダーは水分を含んでふくらむため、コップ1〜2杯の水をあわせて飲むことをおすすめします。個人差はありますが、水分が不足すると便秘になることもあります。胃腸の弱い方は少なめから始めて、だんだん増やしていくようにします。

●食べ過ぎてもＯＫ！　翌日の食べ方でリセットできる

私が担当しているダイエット外来の患者さんには「**毎日、体重を測ってグラフに記録してください**」とお願いしています。肥満が気になる方は、ぜひ実践してみてください。

体重を測るのは、起床後、最初のトイレを済ませたあとがベストです。消化によって体内に取り込まれた食事分だけが反映された正確な体重になるからです。測定条件を一定にするため、服は脱いで測るようにします。

この朝の体重が増えていなければ一安心。でももし増えていたら、前の日の食生活を振り返ってみましょう。

これを続けると**自分の太るパターン、つまり避けるべきパターンがわかってくる**ので、**自分の減量に最も適した食事に近づいていく**ことができます。

体重が増えていたら、その日はリカバリーに努めましょう。前日に食べ過ぎたとしても、余分なエネルギー（カロリー）は肝臓で約48時間ストックされています。

これをリセットする対策が3つあります。

①**食前に「おからヨーグルト」を小さなカップ1個分摂る**。食物繊維により炭水化物（糖質）を食べたあとの血糖値の上昇がゆるやかになるとともに、カルシウムが脂肪の吸収を抑えてくれます。

②**酢の物を追加**。お酢には血糖値の上昇を抑える働きがあります。

③**ビタミンB群を多く含む食品を摂る**。糖質や脂質の分解を促進してくれます。具体的にはレバー、ウナギ、卵、納豆などです。

食べ過ぎた翌日、1日の食事の量は、我慢して普段よりも減らさなくてはいけませんが、緊急の救済処置としてリセット方法があることは覚えておきましょう。一駅分歩くとか、軽い運動を15〜30分くらい増やすとなお理想的です。

反対に朝の体重が減っていたら、「昼食を豪華にする」「3時のおやつを食べる」など、少しだけ「ご褒美」をあげるのもいいでしょう。もちろんハメを外しすぎないように。

朝、体重計に乗ることで、このようにその日の食事の内容をコントロールしやすくなります。必ず毎日乗って、記録しましょう。体重の記録と一緒に、その日に食べたものも書いてください。日記のようにできごとや感想なども書き添えておくといいですね。あなた自身の太るパターンを発見しやすくなるからです。

●自己嫌悪禁止！　ポジティブに食べる

体重と、食べたものを日記として記録することは、ダイエットにとても有効です。

ただ、ひとつ注意していただきたいことがあります。それは、うまくできなくても自己嫌悪に陥らないこと。

ダイエット外来の患者さんには日記を書いてもらっているのですが、ときどきそこに自己嫌悪が潜んでいることがあります。

「今日は食べ過ぎてしまった。ショック」と書かれていると、翌日も「今日もまた食べ過ぎてしまった。ショック」と繰り返しているようなケースです。肥満に悩んでいる人ほど、こうした記述が出てくることが多いのですが、自己嫌悪の連鎖で毎日食べ過ぎてしまうのです。

そんな患者さんは、考え方を変えてもらうだけでやせていきます。

「今日食べて、いいストレス発散になった。明日から頑張ろう」と繰り返し書いてもらうだけで、もう過食が減っていくのです。そのくらい考え方の切り替えは効果的です。

つい食べ過ぎてしまったとしても、自分を嫌いにならないでください。

「我慢できなくてお菓子を食べてしまった」「菓子パンを食べたら止まらなくなった」などと書かれていたりすると、自己嫌悪が隠れていないか気になります。

罪悪感にとらわれてしまう必要はありません。

そんな失敗は誰にもあること。翌日から再開すればいいだけの話です。「昨日食べた余分なカロリーをどうやって減らそうか？」と考えればいいのです。突き詰めれば、ダイエットの成功を左右するのは、じつは「心のもち方」なのです。

「こうでなければいけない！」と思い込んで完璧主義になってはいませんか？

完璧主義の人は少しのミスが許せなくて、ささいなミスで「もうダメだ」となって、すべてが嫌になってしまうことがよくあります。でも、そんなことはありませんよね。

いままで頑張ってきたことは、一度や二度の失敗ではムダにはなりません。

先にも触れたように、摂りすぎたエネルギーは約48時間は肝臓にストックされているので、リカバリーできるのです。そう思うと、ダイエットそのものをやめてしまう必要はないことがわかります。

自己嫌悪はダイエットの敵。自分を責めすぎないようにしましょう。

第3章　糖尿病を防ぐ・治す最高の食べ方

高血糖では全身の血管に「お焦げ」がくっつく

「血糖値が高いですね」と言われたとき、どんな食品を摂るのがいいのでしょうか？

私たちが食事をすると、その中に含まれている糖質が胃や腸で「ブドウ糖」まで分解され、これが小腸から吸収されて全身を巡って、活動するためのエネルギーになります。この糖質を分解してエネルギーに変える働き（糖代謝）では、膵臓《すいぞう》で作られるインスリンというホルモンが重要な働きをしています。

糖尿病は、血液に溶けている「糖」の濃度が高すぎる状態、つまり「高血糖」のまま、下がらなくなる病気です。

糖尿病は、先天的な原因などでインスリンが分泌されない1型糖尿病と、生活習慣などの後天的な原因によってインスリンの分泌が悪くなる2型糖尿病の２つのタイプに大別できますが、多く見られるのは後者です。

「糖」そのものは体にとって大切なエネルギー源なので、悪者というわけではありません。体には血糖値を適切に保って、全身に「糖」を供給する仕組みが備わっています。問題は、血糖が適切な範囲を上回った「高血糖」の状態が続くことです。

ではなぜ、「高血糖」が悪いのでしょう？　これは卵焼きを作るときをイメージしてもらうとよくわかります。

卵を溶いて砂糖を入れた液を火にかけたとき、砂糖が多いとすぐに焦げてしまいます。これはメイラード反応という、タンパク質（アミノ酸）と糖が結びついて起こる現象です。高血糖のときは、これと同じことが体の中で起こっているのです。

要するに、「お焦げ」がついて血管がダメになる。高血糖の状態が続くと、この「お焦げ」がどんどん増えて動脈硬化を進行させてしまいます。そうなると、血管の内部がどんどん狭くなっていって、最後は目詰まりしてしまうのです。

当然、細い血管ほど「お焦げ」に弱い。人間の体で、細い血管が集まっている場所が、目の血管、足先・手先、腎臓の３か所です。糖尿病の３大合併症が、最終的には失明にいたる網膜症、手足のしびれから壊疽《えそ》へと進む神経障害、人工透析の原因として最も多い腎症であるのはそのためです。

気づかないうちに症状は進行、合併症のリスクも拡大

細い血管だけでなく、脳や心臓を通っている太い血管も、「お焦げ」がつきすぎると、血管の傷みが進んで詰まりやすくなるので、心疾患や脳卒中を引き起こします。**糖尿病の恐ろしさは、全身の血管をいつの間にかボロボロにしてしまうところ**にあります。

ところが糖尿病の初期はほとんど自覚症状がありません。「疲労感」「のどが渇く」「目がかすむ」「皮膚が乾燥して痒い」といった症状に気がついたときは、かなり病気が進行していることが多いのです。

こうなると治療のために厳しい食事制限と、運動などの生活習慣の改善が必要です。

今、日本では７人に１人が糖尿病やその予備群とされ、まさに「国民病」と言えるほどの広がり方です。「みんながかかっているから大したことない」とは言えませんよね。

糖尿病の悪化は、将来の健康寿命を損ない、ＱＯＬ（生活の質）を大きく下げることになります。というのも糖尿病が悪化していくと、先の３大合併症のほか、脳梗塞や心筋梗塞のリスクが２〜４倍も上がります。またアルツハイマー病と脳血管性認知症にかかるリスクも同じく２〜４倍と言われています。

健診などで「血糖値が高い」と判明した段階、つまり糖尿病になる手前で、血糖をコントロールすることがいかに大切か、おわかりいただけたのではないでしょうか。

おすすめの食品・食べ方

●食物繊維を多く含む食品

食物繊維には、便通の改善、血糖値の上昇を防ぐなどの効果があります。水に溶ける「水溶性食物繊維」と、水に溶けにくい「不溶性食物繊維」の2種類に大別され、それぞれに違った作用がありますが、どちらも糖尿病の予防効果が期待できます。

水溶性食物繊維は糖質の吸収をゆるやかにして、食事のあとで血糖値が急激に上がるのを抑えてくれます。また**血中コレステロールの上昇を防ぐ**働きがあるため、動脈硬化の予防にも有効です。

コンブ、ワカメなどの海藻類やナメコなどキノコ類のぬるぬるの成分が、アルギン酸という水溶性食物繊維です。オクラ、モロヘイヤ、サトイモなどにも豊富です。またピーマン、ニンジン、ホウレンソウなどの緑黄色野菜、ハクサイ、キャベツ、ナスなどの淡色野菜、リンゴやイチゴなどの果物に含まれるペクチンも水溶性食物繊維です。

一方、**不溶性食物繊維は、胃や腸で水分を吸収して大きくふくらみ、腸の蠕動《ぜんどう》運動を活発に**して、**便通を促進**します。そして**有害物質を吸着して、体の外に排出**してくれます。

不溶性食物繊維が多く含まれるのは、玄米、発芽玄米、ライ麦パン、全粒粉パン、トウモロコシなどです。

水溶性と不溶性のどちらも体内には吸収されませんが、腸内細菌のうち、体によい働きをする**善玉菌のエサになって腸内環境がよくなります**。かつて食物繊維は「栄養のないもの」という扱いでしたが、いまでは健康のために欠かせない栄養素と注目を集めているのです。

１日の摂取目標量は、成人男性で１日に20g以上（70歳以上は19g以上）、成人女性は18g以上（70歳以上は17g以上）とされていますが、実際はその７割くらいの摂取にとどまっているようです。

●不飽和脂肪酸を含む食品や大豆製品

青魚や大豆に含まれる**不飽和脂肪酸には、悪玉（LDL）コレステロールを下げる**働きがあります。

不飽和脂肪酸とは、植物や魚に多く含まれている油です。いろいろな種類があり、サバやサンマ、イワシといった青魚に含まれるDHA（ドコサヘキサエン酸）やEPA（エイコサペンタエン酸）や、オリーブオイルに豊富なオレイン酸などが不飽和脂肪酸の仲間です。

悪玉コレステロールが高いと、糖尿病の人ではとくに、心疾患や脳卒中のリスクが高くなってしまうので、悪玉コレステロールを下げることが大切になります。青魚やオリーブオイルは、悪玉コレステロールを下げる作用があることがわかっています。

さらに最近の研究で、**DHAやEPAには糖尿病を予防する**効果があることがわか

郵便はがき

切手をお貼りください。

102-0071

東京都千代田区富士見一—二—十一
KAWADAフラッツ一階

さくら舎 行

住所	〒　都道府県		
フリガナ		年齢	歳
氏名			
		性別	男　女
TEL	(　　　)		
E-Mail			

さくら舎ウェブサイト　www.sakurasha.com

愛読者カード

ご購読ありがとうございました。今後の参考とさせていただきますので、ご協力をお願いいたします。また、新刊案内等をお送りさせていただくことがあります。

【1】本のタイトルをお書きください。

【2】この本を何でお知りになりましたか。

1.書店で実物を見て　2.新聞広告(　　　　新聞)
3.書評で(　　　)　4.図書館・図書室で　5.人にすすめられて
6.インターネット　7.その他(　　　)

【3】お買い求めになった理由をお聞かせください。

1.タイトルにひかれて　2.テーマやジャンルに興味があるので
3.著者が好きだから　4.カバーデザインがよかったから
5.その他(　　　)

【4】お買い求めの店名を教えてください。

【5】本書についてのご意見、ご感想をお聞かせください。

●ご記入のご感想を、広告等、本のPRに使わせていただいてもよろしいですか。
□に✓をご記入ください。　□ 実名で可　□ 匿名で可　□ 不可ってきました。インスリンが出ているのに、糖が筋肉などの細胞に取り込まれない「インスリン抵抗性」を改善したり、インスリンの分泌そのものをよくしたりするためと考えられています。

また、**大豆にも悪玉コレステロールの値を改善する**働きがあります。

豆、豆腐などの大豆製品は、良質なタンパク質、ビタミン、ミネラル、食物繊維などを豊富に含んでおり、血糖値上昇もおだやかな食品です。

毎日ひと皿、青魚や豆腐、納豆などを摂りましょう。

●やせ型で血糖値が高めの人にはキクイモ

キクイモは、健康な人にはあまりなじみがないかもしれませんが、**血糖値を下げる効果のある食品**として、糖尿病の患者さんにはご存知の方が多いと思います。

キクイモにはイヌリンという水溶性食物繊維が豊富です。このイヌリンの働きで、血糖値の上昇を抑えるとか、中性脂肪値を下げるといった効果が期待できます。

またキクイモのイヌリンには、インスリンと同様の作用があるので、やせ型で血糖値が高めという人、つまりインスリン不足型の人にはおすすめです。

「イモ」という名前こそついていますが、ジャガイモやサツマイモとは違って、キクイモにはデンプンはほとんど含まれていません。

「血糖値が高めですね」と言われた人は、週に何度か、きんぴらや煮物にして食卓にのせてみてはいかがでしょう。

●野菜や魚・肉から食べる

食事をすると、その中に含まれている糖質がブドウ糖として小腸から吸収されて血糖値が上がります。健康な人なら、血液中のブドウ糖は、膵臓から分泌されたインスリンによって、肝臓や筋肉、脂肪などの細胞に取り込まれて、血糖値は食事をする前の値まで下がります（下がらなくなると糖尿病です）。

食後、血糖値はゆっくり上がって、なだらかに下がるのが望ましく、急激に上がり、急激に下がるのは「血糖値スパイク」と呼ばれ、インスリンを分泌する膵臓に負担がかかります。さらに最近の研究によると、短時間で血糖値の急上昇、急降下を繰り返すのは血管を傷める要因になっていることも指摘されています。

「血糖値スパイク」を抑えるために、食事のとき、**食物繊維が豊富に含まれる野菜から食べましょう**。これが第1章でも少し紹介した「**ベジファースト**」ですね。血糖値の急上昇を防ぎ、インスリンの大量分泌を抑えることができます。71ページで説明するＧＩ値の低いものから食べるのがコツです。

さらに最近は「**魚と肉を先に食べる**」という方法が提唱されています。魚や肉から食べると、胃から腸への食べ物の移動がゆっくりになるホルモン（ＧＬＰ–1）が分泌されて、腸での糖吸収が遅れ、血糖値の上昇スピードが遅れるためです。また、ＧＬＰ–1は脳の満腹中枢を刺激し、早く満腹感を得られるので、無理なく食事量を減らしてカロリーも抑えられます。

私が勧めている「**ミートファースト**」は、この考え方に基づいています。

「ベジファースト」「ミートファースト」のいずれでも結構ですが、**主食の炭水化物を最後に食べる「カーボラスト」**は必須です。

●清涼飲料水には要注意

みなさんも「**GI(グリセミック・インデックス)値**」という言葉を聞いたことがあるのではないでしょうか。その食品を食べたあとの血糖値がどのくらい上がりやすいかを示す目安となる数字です。ブドウ糖を摂取したあとの血糖上昇率を100として、「**ある食品の糖質が50gになるように摂ったときの血糖上昇率**」をパーセントで表した指標で、70以上は高GI食品、55以下だと低GI食品に分類されています。

左の表に示したように、同じ主食でも、白米や白い食パンよりも玄米や発芽玄米、ライ麦パンなどのほうが血糖値を上げにくい、ということになります。

調理法などでも変化するのであくまでも目安ですが、GI値が高いほど血糖値が急激に上がりやすい、つまり「血糖値スパイク」を起こしやすい食品と言えます。

おもな食品のGI値

食品名	GI値
白米	76
玄米	62
もち米	87
食パン	75
ライ麦パン（ライ麦粉50%）	50
砂糖（ショ糖）	60
ジャガイモ（ゆで）	49
サツマイモ（ゆで）	44
大豆（ゆで）	15
ニンジン（ゆで）	33
カボチャ（ゆで）	66
リンゴ	40
バナナ	58
オレンジ	40
グレープフルーツ	25
ブドウ	43
キウイフルーツ	58
スイカ	72
チョコレート	49
牛乳	34

シドニー大学　食品GI値検索より

食後の血糖値の上昇がおだやかな低ＧＩ食品を日々の食生活に取り入れることで、糖尿病のリスクを下げられるのでは、と期待できます。

もっとも「どれだけ食べるか」という量も重要です。たとえばスイカのＧＩ値が高いからといっていっさい口にしないというのは間違いです（詳しくは73ページのコラムで説明します）。

注意が必要なのは砂糖類、とりわけ気をつけなくてはいけないのが精製された砂糖です。精製度の低い三温糖や黒砂糖、メープルシロップを使いましょう。

「料理にそんなにお砂糖は使わないし」という方も、清涼飲料水には警戒が必要です。以前は糖尿病というと「中高年のメタボ体型のおじさんの病気」というイメージがあったのですが、いまはやせ型の若い女性にも見られます。

それどころか、中学生や高校生にも増えています。「ペットボトル症候群」と呼ばれていますが、スポーツドリンクのがぶ飲みが主因です。

こうした清涼飲料水にはブドウ糖が大量に含まれています。ブドウ糖は単糖類といって最も単純な構造なので、すぐに腸から吸収されて血糖値が上がるのです。

もちろん運動部などで体をしっかり動かしている中高生なら消費されるのでしょうが、運動しない状態では、血糖値の高い状態が続きます。したがって、スポーツドリンクのようにブドウ糖がたっぷり入った**清涼飲料水を飲みつけていると、インスリン分泌に追われて膵臓が疲弊して、糖毒性という状態に**なってしまいます。

ペットボトルの飲み物を選ぶときは、お茶やミネラルウォーターなど、無糖のものにしましょう。

column

世界の標準はGI値よりもGL値
～実際に食べる量が考慮されていて現実的～

日本では血糖値の上がりやすさ・上がりにくさの指標としてGI値が広まってきましたが、欧米では一歩進んだ「GL値」が主流になりつつあります。

GI値は実際の食事による血糖値への影響がわかりにくいところがあります。

ちょっとややこしいのですが、単純に「その食品50ｇ」ではなく「食品に含まれる糖質50ｇ」を摂取したあとの血糖上昇率から算出されるためです。

たとえばスイカのＧＩ値は72ですが、そもそも含まれる糖質が少ないので50ｇの糖質を摂るには約3分の1玉食べる計算になります。そんなにスイカを食べることは、まずないでしょう。しかし、単純にＧＩ値だけを見ると、「スイカは高ＧＩ食品だから避けよう」となりかねません。

こうした問題から、いま、主流となってきたのが**ＧＬ（グリセミック負荷）**です。

ＧＬ値は**「その食品を100ｇ食べたときにどれだけ血糖値の上昇リスクがあるか」**を示しています（76ページ参照）。スイカのＧＩ値は72で一見高いように思えますが、ほとんどは水分で糖質はわずかなので、ＧＬ値は4にすぎません。

ＧＬ値は、実際に食べる量が考慮されていて現実的なので、日本でもこれからはＧＬ値が広まってくると思われます。

判断の目安として、10までは低ＧＬ食品で安心、11～19は中程度なので注意し

――ながらほどほどに、20以上は高ＧＬ食品ですから避けたほうがいいでしょう。――

おもな食品のGL値

食品名	GL値
白米	35
玄米	26
もち米	24
食パン	10
ライ麦パン（ライ麦粉50%）	7
砂糖（ショ糖）	6
ジャガイモ（ゆで）	15
サツマイモ（ゆで）	11
大豆（ゆで）	1
ニンジン（ゆで）	2
カボチャ（ゆで）	12
リンゴ	6
バナナ	15
オレンジ	4
グレープフルーツ	3
ブドウ	7
キウイフルーツ	7
スイカ	4
チョコレート	14
牛乳	4

シドニー大学　食品GI値検索より

第4章　高血圧を防ぐ・治す最高の食べ方

高血圧は動脈硬化を促進する

私が医師になって最初に勤めたのは福岡市内の救急病院でした。そこは年間の救急車搬入が約5000件あり、脳卒中や心筋梗塞など、一刻を争うさまざまな疾患をみっちり経験しました。私は、ドラマに出てくるような救急救命医に憧れて医師になったのですが、毎日、リアルな生と死に向き合っているうちに、何よりも予防が大切なのだと痛感しました。

いま、日本人の死因を見ると脳卒中（脳血管障害）は第3位、心筋梗塞・狭心症など心疾患は第2位です。そして**脳卒中や心疾患のリスクを高めてしまうのが高血圧**です。

高血圧になると、**常に血管に負担がかかった状態**になって、血管の内壁が傷ついたり、柔軟性がなくなったりして、**動脈硬化を起こしやすく**なります。高血圧のままで放置していると、動脈硬化を促進して脳卒中や心疾患など重大な病気へと一直線です。たとえば、最高血圧が10㎜Hg高くなると、脳卒中のリスクが男性で約20％、女性で約15％高くなるというデータがあります。脳卒中は脳の血管が詰まるか破れるかで、脳梗塞と脳内出血・くも膜下出血に大別されますが、高血圧はどちらにも関係します。心疾患に関しては、とくに男性が問題になり、最高血圧が10㎜Hg上がると、心筋梗塞や狭心症のリスクが約15％上がってしまうのです。

血圧を下げるには、まず減塩が大切です。日本高血圧学会は1日の食塩摂取量は6g未満を推奨していますが、厚生労働省の調査によると、平均的な日本人は1日に約10gを摂っています。高血圧の人は、半分近くまで減らすことが目標になります。以下に紹介するのは血圧を下げる効果が期待できる食品です。減塩を頑張りつつ、こうした食品の摂取を増やしていきましょう。

おすすめの食品・食べ方

●サバ・サンマ・イワシなどの青魚

「青魚（青い背の魚）」と呼ばれる、日本人にとってなじみの深い魚たちには、**DHA（ドコサヘキサエン酸）**や**EPA（エイコサペンタエン酸）**と呼ばれる成分が多く含まれています。

サバ、サンマ、イワシ、アジのほか、マグロのトロやブリなどの青魚に多く、青魚以外ではサケやスジコにも豊富です。

厚生労働省による摂取基準では、DHAとEPAをあわせて1日に1g以上摂ることが望ましいとされています。焼き魚ならサンマで約1匹、イワシは約2匹に相当します。手軽でしかもDHAとEPAが豊富なのは缶詰です。汁にもしっかり含まれているので捨てずに使いましょう。

DHA、EPAはともに「オメガ3系不飽和脂肪酸」と呼ばれる油の仲間で、どちらも心疾患のリスク低減などの効果があります。

少し詳しく見ると、ＤＨＡには血管や赤血球の細胞膜を柔らかくする働きがあり、血管の弾力性を高めたり、赤血球の柔軟性を向上させる効果があります。また、ＥＰＡには血小板凝集抑制作用によって血栓が作られにくくする働き、いわゆる「血液サラサラ」効果があります。

ＤＨＡやＥＰＡを多く摂取することは、塩分やアルコールを控えることや運動を増やすのと同じくらい血圧を下げる効果があり、高血圧に関連する病気の発症率を下げる可能性があるという結論が、信頼度の高い分析研究から導かれています。

●カリウムが豊富な野菜・果物・海藻類・大豆製品など

血圧上昇の〝主犯〟は塩分に含まれるナトリウム。その作用を抑え、吸収を防いでくれる栄養素がカリウムです。**カリウムにはナトリウムが腎臓で血液中に再吸収されるのを抑え、利尿作用によって排出**する働きがあるので、カリウムを多く摂取すると血圧を下げる効果があります。

カリウムを多く含む食品は、トマト、ホウレンソウなどの野菜、リンゴ、バナナなどの果物、サトイモ、サツマイモといったイモ類、大豆、インゲン豆などの豆類、さらにコンブやヒジキなどの海藻類です。

厚生労働省が高血圧予防のために設定したカリウムの1日の摂取目標量は、成人男性で3000㎎、成人女性では2600㎎ですが、世界保健機関（WHO）による高血圧予防のための望ましい摂取量はさらに多く、成人で1日に3510㎎とされています。

43ページで「1日に野菜を350gは食べましょう」という厚生労働省の推奨する数字を挙げましたが、このくらい食べることでカリウムの目標摂取量に近づきます。血圧を下げたい人は、調理法を工夫してしっかり食べましょう。

カリウムは私たちの体の中で、ナトリウムとともに体内で細胞に含まれる水の量を維持したり、神経で電気信号を伝えたり、心臓や筋肉がうまく働くよう調節したり、ナトリウムの尿中への排泄を促進するなど、たくさんの働きをしている重要なミネラルです。

ただし、慢性腎臓病などで腎機能が低下している人はカリウムの摂取が制限されるので、必ず医師に相談してください。

●乳製品や小魚などカルシウムを含む食品

カルシウムが骨や歯の主要な成分であることはご存知のとおりですが、**ナトリウムの作用や吸収を抑える**働きもしています。ほかにも、細胞分裂や筋肉の収縮、神経興奮の抑制などにも関わっている大切なミネラルです。

カルシウムは、牛乳やチーズ、ヨーグルト（糖分の含まれないもの）といった乳製品で摂取するのが体内への吸収がいいので、最も効率的です。小魚、海藻類、豆類、野菜などにも多く含まれているのでバランスよく食べましょう。

１日の摂取基準量は、18～29歳男性で８００㎎、30～49歳男性で６５０㎎、50歳以上の男性で７００㎎、18歳以上の女性で６５０㎎としています。

●水溶性の食物繊維が豊富な果物や海藻類

水溶性食物繊維のひとつ、**アルギン酸はナトリウムをとらえて体外へ排出する**働きがあるとされ、血圧の上昇を抑えてくれます。コンブ、ワカメ、ナメコ、オクラ、モロヘイヤ、サトイモなどに含まれるぬるぬるの成分がアルギン酸です。

こうした食品を使った小鉢をひとつ、献立に入れるといいですね。

また、リンゴやイチジク、イチゴ、キウイなどに豊富な水溶性食物繊維がペクチンです。**ペクチンは、血中コレステロールを下げて動脈硬化を予防**する作用があります。

高血圧を避けたい理由のひとつが動脈硬化を起こすことですから、その意味でもペクチンの豊富な果物を食べることがおすすめです。

●お酢とオリーブオイル

昔から**「お酢には高めの血圧を下げる効果がある」**と言い伝えられており、近年は、お酢と血圧の関係の研究が進められています。

血圧が高めの人が、毎日大さじ1杯（15mL）の食酢を10週間摂取したところ、血圧の平均の低下率が最高血圧で6・5％、最低血圧で8・0％だったという臨床試験のデータが発表されています。つまり血圧が最高140／最低90だった人が、131／83になったことになります。

ときどき大量に摂取するよりも、毎日少しずつというのがポイントです。醤油をつけるところをお酢にする、といった使い方は減塩にもなるのでおすすめです。

オリーブオイルも、血圧を下げる効果があります。

イタリアの大学で、高血圧患者12人を対象に半年間、オリーブオイルを摂取してもらったところ、全員の抗高血圧薬の使用量が減少、８人は投薬が不要な状態まで血圧が下がったという報告があります。

これはオリーブオイルに含まれるポリフェノールやビタミンＡのもつ抗酸化作用により、体内の活性酸素が除去され、動脈硬化を促す悪玉コレステロールの働きを抑えているためだと考えられています。

●緑茶

抗酸化作用をもつポリフェノールの一種、カテキンを多く含みます。

毎日、湯呑み１～５杯程度（１２０～５９９mL）の緑茶かウーロン茶を、１年以上飲んでいる人は、お茶を飲む習慣のない人に比べ、高血圧の発症リスクが46％低く、毎日５杯以上（６００mL以上）飲む人は、65％もリスクが低かったという台湾の大学による疫学調査が発表されていました。

これは**カテキンの抗酸化作用による血管の老化防止、悪玉コレステロールの抑制**効果のほか、**血管の収縮や血圧上昇に関わる酵素の働きを抑える**作用などが考えられます。

カテキンはウーロン茶より緑茶に豊富ですから、日常的な習慣として、飲み物に緑茶を取り入れてはいかがでしょう。

第5章

痛風を防ぐ・治す最高の食べ方

高尿酸血症は痛風の予備群

ある日突然、足の親指のつけ根が赤く腫れて猛烈な痛みに襲われる――それが痛風の発作です。風のそよぎのようなかすかな感触でも痛いということから「痛風」と呼ばれます。

痛風は、体内の新陳代謝などで作られる老廃物・尿酸が増えることで起こります。**血液中に溶けきれなくなった尿酸が、結晶となって関節に沈着するために猛烈な痛みが起こる**のです。

健康診断の検査結果で「尿酸値」や「血清尿酸値」と書かれた項目をご覧になったことがありますか？　この値が７・０㎎／dLを超えると高尿酸血症と診断され、痛風の予備群と言える段階です。

値が高くなるほど痛風発作のリスクが上がり、いつも８・５㎎／dLを超えている状態になると、時限爆弾のようなもの。いつ発作が起きて痛みに悶えることになっても不思議はありません。

健康なときでも、尿酸は片時も休まず作られていますが、ほぼ同じ量が尿中に排泄されて、体内の尿酸量は一定になるようバランスが保たれています。ところが、尿酸が過剰に作られたり排出機能が低下したりしてくると、体内の尿酸量が増えて高尿酸血症へと進んでいきます。

中年期の男性に多く、「食べ過ぎ」「強いストレス」「多量の飲酒」「激しい運動」などが引き金になるようです。

発作が起きなくても放置は厳禁

高尿酸血症と診断されても、すぐに痛風になるのではありません。尿酸値が高くなって結晶ができるようになるまでは数年かかります。しかし、油断は禁物です。

というのも、高尿酸血症は、糖尿病や脂質異常症、高血圧を合併しやすいためです。

これらは動脈硬化を悪化させ、狭心症や心筋梗塞、脳梗塞といった病気のリスクを上げてしまいます。

そして、尿酸の結晶ができるようになると、足指の関節だけでなく全身の臓器にも少しずつ沈着していきます。腎臓に尿酸の結晶が沈着すると腎臓の機能が低下し、さらに沈着しやすくなる悪循環で、慢性腎不全へと進んでいきます。

腎臓や尿管などに結石ができることもあります。「痛風の発作が起こるほど悪くない」といって放置してはいけません。

健康診断の結果、尿酸値が7・0㎎／dLに近づいている人、高尿酸血症と診断されているけれど、痛風の発作はまだ起こしていないという人は、食事や生活習慣に注意すれば、しっかりコントロールできます。痛風の発作を起こした人は基本的に薬物治療を続けながら、並行して食事に気をつけるようにしましょう。

「おいしい食事」に潜む「プリン体」というリスク

そんな危険の黒幕である尿酸は、「**プリン体**」という物質が分解されて作られます。

プリン体とは、エネルギー代謝に関わって体内でも作られている物質ですが、食品からも摂取されています。

プリン体は細胞内の核酸に多く含まれるのですが、じつはこの核酸は、食品の旨味の成分なのです。とくに多く含まれているのは、レバー（牛・鶏・豚）、魚の干物、シラコ、ウニ、クルマエビなど。またビール、日本酒、ワインなどの醸造酒にもプリン体が多く含まれます。

ウイスキーや焼酎などの蒸留酒はプリン体はゼロですが、アルコールそのものを代謝するために、体内でプリン体の合成が促進されます。また、アルコールによって尿酸の排出が抑えられることもわかっています。

昔、痛風は「美食家がかかる病気」と言われたそうですが、たしかにおいしいものが多いですね。むしろ「おいしいものは大体プリン体が多い」と言ったほうがいいくらいです。

ときどき「プリン体は体内で作られているから、食事で制限しても意味がない」という記事も見かけますが、これは正しくありません。高尿酸血症は、体内のプリン体が分解されて尿酸があふれている状態ですから、その尿酸の原材料を外部から取り入れるのはデメリットこそあれ、プラスの要素はありません。やはり控えたほうがよさそうです。

また、「おいしい食事」には高カロリー食が多いのですが、肥満は尿酸の排出を低下させるため、体内の尿酸量が増えやすくなります。内臓脂肪は尿酸が作られるのを活発化することがわかっており、減量によって尿酸値が下がったというデータもあります。肥満は痛風のリスクを高めてしまうのです。

プリン体との付き合い方

意外と思われるでしょうが、糖質制限をしている人には尿酸値の高い人や、痛風にかかった人が多いのです。健康に気を使っているから、尿酸値も低いだろうという先入観もあったのですが、逆でした。

どうしてそうなるか。主食の炭水化物（糖質）を減らしてタンパク質を増やそうとすると、当然、おかずが増えることになる。しかも**「健康にいい」とされる食品にも、レバーや納豆、肉、魚などプリン体の多いものが少なくありません。**

「青魚が健康にいい」と知って、サンマやアジの干物ばかりを食べるのは要注意。干物になるとプリン体は一段と多くなるからです。旨味＝プリン体と考えると、旨味が凝縮された干物にプリン体が多いのは納得できるのではないでしょうか。

反対に、糖質制限ダイエットで目の敵にされる白米は、じつはプリン体が少ない食品です。

「じゃあ、どうすればいいの？」と困惑されている様子が目に浮かびます。

プリン体を完全に避けることはできません。しかし、その必要もないのです。**食事に含まれているプリン体の総量を少なくする**ようにしましょう。

また、体内の尿酸量を減らすことが大切なので、肥満の改善もしましょう。運動するときはウォーキングやサイクリングなどの有酸素運動が最適です。筋トレのような無酸素運動では、体の中でプリン体が作られることになるのでほどほどに。

公益財団法人痛風・尿酸財団は「食事量を全体的に減らして、その中においしいものを少し入れる」「食べ過ぎ・飲み過ぎを避け、おいしいものを適量食べて、適度な運動をし、ストレスを減らす生活」を推奨しています。

おすすめの食品・食べ方

●低プリン体の食品

「高尿酸血症・痛風の治療ガイドライン」では、食品100gあたりプリン体が50〜100mgの食品を「少ない」食品、50mg以下を「極めて少ない」食品としています。

プリン体の多い食品を摂るときは、プリン体の少ない食品と組み合わせたり、プリン体の多い食品は少なめにしたりといった工夫をしましょう。プリン体の少ない食品と、メインのおかずになりそうな肉・魚のプリン体含有量を、左の表に掲げたので参

食品中のプリン体含有量

（mg ／ 100g）

食品名	含有量
豆もやし	57.3
ブロッコリー	70.0
豚肉（ばら）	75.8
豚肉（ロース）	90.9
牛肉（肩ロース）	90.2
牛肉（ひれ）	98.4
鶏肉（手羽）	137.5
鶏肉（ささみ）	153.9
ボンレスハム	74.2
ベーコン	61.8
マアジ	165.3
マアジ（干物）	245.8
ブリ	120.8
サケ	119.3
ウナギ	92.1

公益財団法人痛風・尿酸財団 HP より

考にしてください。

以下はおもな「極めて少ない」食品です。

米飯、パン、うどん、そば、キャベツ、トマト、ニンジン、ダイコン、ハクサイ、ジャガイモ、サツマイモ、海藻類、果物、豆腐、ウインナーソーセージ、チーズ、バター、牛乳、鶏卵、焼きちくわ、かまぼこ、さつま揚げ、カズノコ、スジコ、など。

主食から野菜、乳製品ほかがそろっています。肉や魚のおかずでプリン体が多い場合は、肉や魚は少なめにして、これらの食品を組み合わせるようにしましょう。

●痛みを抑えるアルカリ性食品

痛風の痛みが出たときは、どんなものを食べればいいのでしょうか?

猛烈な痛みは1週間から10日でだんだんと治まってきますが、少しでも抑えるためには、**尿をアルカリ性にする効果のある食品の摂取**がいいとされます。

ホウレンソウ、ニンジン、小松菜などの緑黄色野菜、牛乳、ヨーグルト、ジャガイモ、サツマイモ、サトイモ、ヒジキ、ワカメ、コンブ、バナナ、グレープフルーツ、メロンは、尿をアルカリ性にする効果が期待できて、かつプリン体の少ない食品です。

こうした食品はカルシウムなどが豊富なアルカリ性食品です。「尿酸を尿に溶かして排泄を促す」という効果が期待できます。

●水分を十分に摂る

尿酸の排泄を促進させるために、**水分をしっかり摂りましょう。**高尿酸血症の患者さんのケアとしては1日に2000mLの尿量が推奨されています。

水分を摂るときは、水・緑茶・ウーロン茶など糖分の入っていない飲み物にします。清涼飲料水やスポーツドリンクなどは糖分が多いので避けましょう。

「のどを潤すのはやっぱりビール！　ビールはダメですか？　プリン体ゼロと書いてあればアルコールでもいいんじゃないの」という人は、ちゃんと読んでいなかった証拠ですから反省しましょう。93ページをもう一度読んでみてくださいね。

第6章　がんを防ぐ・治す最高の食べ方

現在は「治る病気」になってきた

現在、日本人の2人に1人は何らかのがんにかかると言われています。ただ診断や治療の技術が上がって、早期発見・早期治療が可能になり、完治する人も増えています。

昭和の時代は、がんは「不治の病」とされていたため、患者さんにがんの告知をするかしないかで議論されていましたが、いまはそんなことはありません。

実際、多くの場合は「早く見つかってよかったですね。初期だから手術で取れるので、こういう治療方針でいきましょう」と話します。治療しながら仕事を続けることも、当たり前になってきました。

がんの部位やタイプにもよりますが、現在は「治る病気」になってきています。

もちろん「早期発見さえできていれば」という前置きがあって、進行しているケースでは予後が悪くなってしまうので、怖い病気であることは間違いありません。日本

平成29年（2017）の日本人の死因・死亡数

死因	死亡数（人）
悪性新生物〈腫瘍〉（がん）	373,178
循環器系の疾患	350,208
心疾患（高血圧性を除く）	204,203
呼吸器系の疾患	189,504
脳血管疾患	109,844
総数	1,340,433

厚生労働省「平成29年（2017）人口動態統計月報年計（概数）の概況―死亡数・死亡率（人口10万対）、死因簡単分類別」より

人の死因では第1位なのですから。

上の表で示したように、厚生労働省が発表している2017年の統計では、1年間に約37万人ががんで亡くなっています。これはこの年に亡くなった日本人のおよそ3人に1人ががんで亡くなっていることを示しています。また、どんながんで亡くなる人が多いかというと、男性では肺がん、胃がん、大腸がん、女性では大腸がん、肺がん、膵臓《すいぞう》がんの順になります。

がんは生活習慣や老化が原因で起こる

そんな恐ろしいがんも、**食事も含めた生活習慣次第で遠ざけることが可能**です。

ここではがんを防ぐための食事・食品をご紹介する前に、まずがんがどうしてできるのか、簡単に説明しておきましょう。

私たちの体にはおよそ37兆個もの細胞からできていると言われます（約60兆個という説もあります）。気が遠くなるほどたくさんの細胞は、毎日、少しずつですが入れ替わっています。みなさんもご存知のとおり、細胞の新陳代謝と呼ばれる仕組みです。

入れ替え用の新しい細胞は、それぞれの細胞がもっている遺伝子に基づいて作られます。まさしく「遺伝子は設計図」なので、何らかの事情で遺伝子が傷つくと、できそこないの細胞＝がん細胞ができてしまいます。

何しろ天文学的な数の細胞ですから、毎日のようにがん細胞はできているのですが、私たちの体に備わった免疫によって、そんな細胞は排除されています。

ところが、生活習慣や老化などさまざまな理由によって、日々作られる細胞にがん細胞が増えてくる、さらに免疫力が低下してがん細胞の見逃しが出てくる、といったことが起こるわけです。となるとがん細胞は勝手に増殖を続け、止まることがないので、やがて塊となってどんどん周囲に広がってしまう。それが、がんという病気です。

遺伝子を傷つけてしまう要因には、大気汚染、紫外線、ウイルス、喫煙、食事などがあり、複数が関わっていると考えられています。禁煙、食事の見直し、ストレスを避ける、適度な運動をするといった生活習慣に留意することでリスクは下げられます。

おすすめの食品・食べ方

●がんを予防する食べ方10項目

さまざまな研究から、がんのリスクを低下させる要素、上昇させる要素がわかってきました。次の10項目は「がんを防ぐための食事」として、公益財団法人長寿科学振興財団が挙げているものです。

1　植物性食品を中心に多くの種類の食品を食べる

2　野菜や果物をたくさん食べる

3　多種類の穀物、豆類、根菜類を食べる
4　肉類は1日あたり80g以下にする
5　脂肪は動物性脂肪食品（飽和脂肪酸）を控え、植物性脂肪から適度に摂る
6　食塩は成人で1日6g以下
7　アルコールは控えめにする
8　食品は新鮮なうちに食べる
9　食品添加物や残留農薬に気をつける
10　焦げた食品は控える

「野菜や果物をたくさん食べるってどのくらい？」と思われた方もいるでしょう。

厚生労働省が提唱する「健康日本21」では、1日あたり野菜350gを摂ることを目標としています。果物もあわせた目安は400gです。

これもまだわかりづらいですね。

野菜の小皿料理や小鉢、たとえば「野菜サラダ」「ホウレンソウのおひたし」「カボ

チャの煮物」などが70gに相当します。ということは、こうした副菜を1日に5皿食べると350gになります。「野菜炒め」のようなメインになる料理なら、140gを摂ることができるので、あと4皿ということですね。

汁物も具だくさんの味噌汁や、ミネストローネにすることでしっかり野菜が摂れます。

1日3食の中で、少なくとも1回は「一汁三菜」になるようにすると、そのほかの2回に野菜の小皿をひとつつければ、1日350gの野菜が自然に食べられるでしょう。

10項目の中には「果物をたくさん食べる」ともありますが、1日に50gほどで十分です。目安としては「自分の握りこぶし1個分」です。果物は糖を多く含むので、食べ過ぎないように注意することも大切です。

量をたくさん食べるより、旬の新鮮な果物を毎日、少しずつ食べましょう。

●がん予防効果のある食品はこれだ！

野菜350g（果物もあわせると400g）という量も大切ですが、野菜なら何でもいいというわけではありません。

「がっつりフライドポテト食べたから大丈夫……」ではないですよね。「糖質」の多いジャガイモを油で揚げて塩をかけて食べるのは、直感的にも健康的とは思えません。第3章の糖尿病のところでも述べましたが、糖質の摂り方には注意が必要です。

一方で、がん予防の効果が高いと期待できる野菜があります。

1980年代からアメリカでは、野菜や果物に含まれているがんを抑制する作用のある成分の研究がさかんになり、約40種類のがん予防効果のある食品がアメリカ国立がん研究所から公表されています。

それが左ページに掲載した「デザイナーフーズ・ピラミッド」。効果が期待できる

がん予防に効果のある食品群
（デザイナーフーズ・ピラミッド）

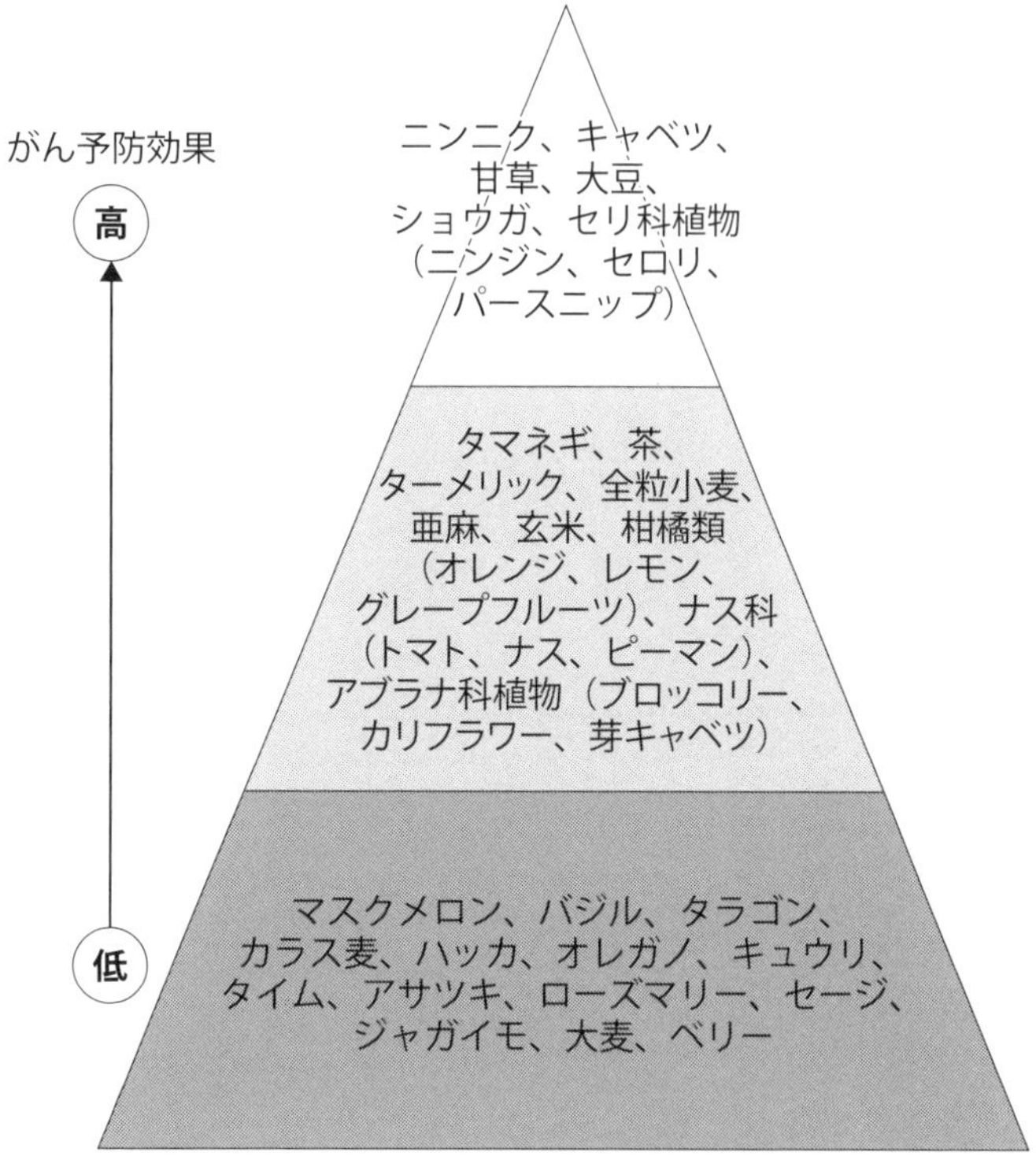

アメリカ国立がん研究所（NCI）より

順に、ピラミッド状に並んでいます。つまり**上位にある食品ほど、がん予防の効果が高い**とされているものです。

アメリカではこの食品の中から「1日5皿分以上の野菜と、200gの果物を食べましょう」というキャンペーンが行われています。

上位の食品にはがん予防に有効とされるビタミンA、ビタミンC、ビタミンEといったビタミンのほか、さまざまなミネラル、ポリフェノールやカロテノイドなどの機能性成分が含まれています。こうした**機能性成分には免疫力を高めたり、抗酸化作用によって体内から活性酸素を除去して遺伝子が傷つくのを防ぐ**働きがあり、がんを予防してくれます。

いくつか具体的な食品の特徴を挙げてみましょう。

・ニンニク

最上位に位置するニンニクは、**強力な抗酸化パワー**をもっています。これはにおいのもととなっている硫化アリルのおかげです。おもしろいのは、硫化アリルはニンニクの細胞を破壊したときに酵素の働きで発生するので、細かく刻んだりすりおろしたりすると、より効果的です。

また、ニンニクに含まれるセレンというミネラルには、がんの原因のひとつとされる過酸化脂質を分解する働きがあります。

硫化アリルはタマネギにも豊富なので、ニンニクのにおいが気になるという人は、タマネギをしっかりと食べるようにするといいですね。

・ニンジン

ビタミンAが豊富な野菜というのがニンジンのイメージでしょうか。ニンジンなどの緑黄色野菜（色の濃い野菜）に豊富に含まれているカロテンは、体内で変化してビタミンAになります。**ビタミンAは肺がんや胃がんを予防する**効果が高いとされており、**免疫力アップにも有効**です。

・**キャベツ**

胃潰瘍を予防することで有名ですが、がんの予防効果も高いのです。**強いがん抑制効果**をもつイソチオシアネート、**発がん物質の働きを抑える**ペルオキシダーゼといった酵素やビタミンC、ビタミンUが豊富に含まれており、肺がんや膀胱《ぼうこう》がんの予防に有効と考えられています。

・**トマト**

リコピンという成分を聞いたことのある人も多いでしょう。トマトに豊富なリコピンの**抗酸化作用**は、ニンジンなどに含まれるカロテンの数倍以上と言われます。トマトをたくさん食べる地域では、がんの発症が少ないという研究報告が世界中にあり、抗酸化作用が果たしているがん予防効果の高さがうかがえます。

・**ブロッコリー**

スルフォラファンという成分には、**強力な抗がん作用**があることが明らかになっています。カロテンやビタミンB群、ビタミンC、E、鉄、葉酸といった成分も多く、がんを防ぐ食品として有名です。

●いま、大注目の「フィトケミカル」

最近、注目を集めているのが**「フィトケミカル」**と呼ばれる物質です。先にも出てきたポリフェノールやカロテノイドもフィトケミカルの一種です。

フィトケミカルは、植物が紫外線や害虫から自らの身を守るために作り出しているものなので、香りや辛み、苦み、色素などの成分であり、鮮やかな色や独特の風味をもった野菜や果物に多く含まれています。

がんの予防効果でフィトケミカルが注目されるのは、その**強力な抗酸化作用**のためです。

活性酸素や抗酸化作用はよく聞く言葉ですが、ざっくりと言えば**活性酸素とは「細**

胞を傷つけたり錆びつかせたりする物質」、抗酸化作用は「活性酸素から細胞を守る働き」のことです。

私たちは呼吸によって酸素を取り込まないと生きてはいけません。これは、糖や脂肪を燃焼させてエネルギーにするためなので、酸素は絶対に必要なのですが、その**一部は活性酸素になって、細胞を傷つけたり錆びつかせたりする**のです。

とはいえ活性酸素は、免疫システムの中で細菌やウイルスを破壊する武器としても使われているので、まったくの悪玉というわけではありません。なくては困るけれども、増えすぎると害になる。増えすぎた活性酸素は、動脈硬化や心臓の病気、がんといった生活習慣病や老化を引き起こす、やっかいな物質です。

なぜ、そんなことになるのか、簡単に説明しておきましょう。

細胞の表面をおおっている細胞膜は脂質でできているのですが、活性酸素がこれを酸化してしまうと、細胞が栄養を取り込んだり老廃物を出したりできなくなってしまいます。また、脂質が酸化した過酸化脂質は、新たな活性酸素やフリーラジカルという毒性の物質を作り出すので、雪だるま式に被害は拡大していきます。

細胞が活性酸素の攻撃を受けることでシミ、しわ、老化、動脈硬化などが起こり、さらに細胞の核にある遺伝子が傷つくことで、がんへとつながっていくのです。

私たちの体にはもともと、活性酸素を防御する仕組みがありますが、体内の過酸化脂質を減らすには、活性酸素を抑える働きをもつ「抗酸化物質」が有効であり、いま、注目を集めているのが「フィトケミカル」なのです。

したがって、抗酸化物質を摂取することで、がんなどの病気のリスクを低下させ、老化も遠ざけることが期待されています。

抗酸化作用の期待されるフィトケミカルにはたくさんの種類があります。ポリフェノール、カロテノイド、含硫化合物に分類して、それぞれが含まれるおもな野菜や果物などを１１７ページの表に示しました。

・ポリフェノール

人間の体内で、**強い抗酸化パワー**を発揮するフィトケミカルの代表的な存在。その仲間には5000種類以上あるそうです。

赤ワインなどの色素であるアントシアニン、緑茶の苦味や渋味の成分であるカテキン、大豆に含まれるイソフラボン、コーヒーに含まれるクロロゲン酸などがよく知られています。

ポリフェノールは水に溶けやすいので、比較的短時間で抗酸化効果を発揮しますが、長時間は持続しないので、清涼飲料水はやめてお茶やコーヒーにするなどでこまめな摂取がおすすめです。

・カロテノイド

黄色や赤色の色素成分で、やはり**強い抗酸化作用**をもっています。

自然界に約700種あり、ニンジンやカボチャなどに含まれるカロテン類、トマトに多く含まれるリコピン、ホウレンソウやブロッコリーに含まれるルテイン、ミカンに多く含まれるβ《ベータ》-クリプトキサンチンなどがカロテノイドの仲間です。

おもなフィトケミカルと、含まれるおもな食品

	種類	含まれるおもな食品
ポリフェノール（フラボノイド系）	アントシアニン類	ブルーベリー、ブドウ
	イソフラボン類	大豆
	フラボン類	セロリ、パセリ、ピーマン
	フラバノール（カテキン）類	緑茶、果実類、カカオ
	フラボノール類	ブロッコリー、タマネギ
	フラバノン類	柑橘類の果皮
カロテノイド	α-カロテン	ニンジン、カボチャ
	β-カロテン	ニンジン、カボチャ、トマト
	β-クリプトキサンチン	ミカン、ホウレンソウ
	リコピン	トマト、スイカ
	ルテイン	ホウレンソウ、ブロッコリー
	ゼアキサンチン	カボチャ、トウモロコシ、モモ
含硫化合物	イソチオシアネート系	ダイコン、ワサビ
	システインスルホキシド系	タマネギ、キャベツ

公益財団法人長寿科学振興財団 HP より

油に溶けやすく水に溶けにくいので、炒め物や、肉と一緒に調理するなど、油と一緒に摂ると吸収率も高くなります。

・含硫化合物

タマネギやニンニク、ニラ、ネギ、ラッキョウのほかダイコン、ブロッコリー、カブなどに含まれています。独特のにおいや辛味をもつ野菜が多いのですが、そのにおいや辛味成分に**強力な抗酸化作用**があります。

血栓を溶解させたり、血行を促進する作用もあるので、血液サラサラ効果も高く、動脈硬化や高血圧、がんの予防に効果があるとされています。

●免疫力アップにいい、体を温める食品

人間の体は平熱で36・5度くらいが理想です。冷えると免疫力が落ちてしまいます。

「**体温が1度下がると免疫力は30％落ちる**」とも言われ、実際、免疫力が低下してい

るがんの患者さんには体温が35度台の人も多いようです。

反対に体温が1度上がるだけで、免疫力は大きく上がることが明らかになっています。

診察室で話をしていると、「冷え性なんです」という患者さんがたくさんいらっしゃいます。平熱が低くて36度を下回るという人も珍しくありません。こうした人は、免疫力が低下している可能性があります。

がんの予防に免疫力が大きく関わっていることを考えると、体温を上げることを考えなくてはいけません。漢方はとくに体を冷やさないことを重視しており、以下のような「体を温める食品」が挙げられています。

野菜では、タマネギ、ゴボウ、ニンジン、ヤマイモといった根菜類、ショウガ、ネギ、ニラ、ニンニクなどの香りの強い野菜、カボチャ、クルミ、クリなどに体を温める作用があるとされます。動物性食品では、サバ、アジ、鶏もも肉、羊肉などです。

調味料などは酢や黒砂糖、はちみつが該当します。

漢方の薬膳料理の考え方では、こうした食品を使って煮る、蒸す、炒めるといった温かい調理法で仕上げます。

冷え性というと女性に多い悩みと思われるかもしれません。たしかに冷えに悩む女性は多いのですが、これは体の中で最大の熱源である筋肉が男性に比べて少なく、作り出せる熱量も少ないことや、体積が小さくて冷めやすいこと、さらに服装が一般的に薄手であることなどが理由と言われます。

でも最近は、冷えに悩む男性も少なくありません。50年くらい前の日本人の平均体温は36・8度だったと言われていますが、明らかに下がっているようです。

体温が下がった理由は、ひとつには昔ほど歩かなくなったとか、体を使う仕事が大幅に減ったことが挙げられるでしょう。運動不足で筋肉の弱っている人が増えて、生み出す熱量も少なくなったのだと思われます。

食習慣と運動から、がんに負けないよう免疫力をアップさせていきましょう。

第7章　不眠症を防ぐ・治す最高の食べ方

不眠だと糖尿病や高血圧になりやすい

健康的な生活には良質な睡眠が欠かせません。

しかしストレス社会とも言われる現代、「よく眠れない」と訴える人は増加傾向にあり、日本人の5人に1人は入眠障害、中途覚醒、早朝覚醒といった何らかの不眠症状をもっているという報告もあるほどです。

入眠障害とは、なかなか寝つけない症状のこと。ベッドに入っても寝つくまで30分～1時間以上かかるような人が該当します。中途覚醒は夜中に何度も目が覚めてしまうとか、一度起きたあとはなかなか寝つけないといった症状のこと。そして早朝覚醒は、目覚める予定時間よりも2時間以上も早く目が覚めて、そのあとは眠れなくなってしまう、高齢者によく見られる症状です。

こうした症状はいずれかひとつのこともあれば複数のこともあり、日中の眠気やだるさなど、心身とも影響が出てつらいものです。

しかも、不眠症状や睡眠不足が続くと、糖尿病や高血圧症などの生活習慣病のリスクを高くしてしまうことも知られています。

不眠症状のある人は、ない人に比べて糖尿病にかかるリスクが1・5～2倍というデータや、睡眠時間が5時間以下の人では、高血圧になるリスクが2・1倍だったという報告があるので、やはり改善が必要です。

おすすめの食品・食べ方

●生活リズムを整え、夜の食事・飲み物に気をつける

不眠症を改善するには、**規則正しい生活が第一**です。毎朝、朝食は同じ時間にして生活のリズムを整えましょう。

夜食で食べ過ぎると消化不良の原因になり、覚醒状態になってしまいます。**夜食は消化のいいものを少しだけ**にしておきましょう。とくに胸やけしやすい人は、遅い時

間の食事は避けてください。

寝る前にアルコールを飲むと眠気を誘われますが、夜中に目を覚ましやすく、眠りが浅くなって中途覚醒が増加します。翌日、すっきりとした目覚めにはならないので、**寝酒としてアルコールを飲むのはおすすめできません。**

コーヒーや緑茶など、カフェインの入った飲み物は、午後になったら飲まない、少なくとも就寝の8時間前からは飲まないように心がけましょう。

●トリプトファンを含む食品を朝食で摂る

不眠症の改善が期待できるのは肉、魚、大豆製品、乳製品といったトリプトファンを多く含む食品です。

トリプトファンは、脳から分泌される「睡眠ホルモン」であるメラトニンの原料になっています。メラトニンは、睡眠・覚醒リズムだけでなく、季節のリズム、ホルモン分泌のリズムといった体のリズムを調整しており、メラトニン不足で糖尿病の発症率が高くなるという研究報告もあります。

このトリプトファンは体内で合成できない必須アミノ酸のひとつ。そのため食事で摂らなくてはいけません。「眠れない」という方は、トリプトファンが豊富な食品を摂っているか、チェックしてみましょう。

肉では牛・豚・鶏の肉やレバー、魚ではカツオやマグロ、スジコ、タラコ、豆類では豆腐、豆乳、納豆など大豆の加工品、乳製品ならチーズといったさまざまな食品のタンパク質に含まれています。

１２７ページの表にあるように、チーズの中では値段の安いプロセスチーズにトリプトファンが多く含まれています。高価な輸入チーズでなくてもいいというのはありがたいですね。

トリプトファンを含む食品は朝に食べると効果的です。

これはあまり知られていませんが、非常に大事なことです。「不眠症の改善にいい」と聞くと、多くの人が夕食で摂るのですが、じつは朝に摂取しなくてはいけません。また体内に貯めておくこともできないので、毎日、摂ることが大切です。

なぜ朝に食べるのがいいのかというと、食べ物から摂取したトリプトファンは、昼間、脳に運ばれてセロトニンになり、夜になると睡眠ホルモンのメラトニンに変化するためです。このように、いったんセロトニンになってからメラトニンになる、という2段階があるうえ、代謝に時間がかかるため、朝のうちにトリプトファンを摂っておく必要があるのです。

また、**セロトニンを作るには日光を浴びておくことが大切**なので、朝の散歩や通勤時はいい機会です。意識して光を浴びましょう。屋内ならカーテンを開けて日光を取り込むようにします。

トリプトファンの摂り方としては、たとえば朝食のとき、コップ1杯の牛乳や豆乳を習慣にしてみてはどうでしょう。

45～55歳の更年期世代の女性は、女性ホルモン様作用がある豆乳がおすすめです。牛乳が苦手な方はチーズやヨーグルトでもかまいません。工夫して摂りましょう。

最近では、メラトニンが不足していると糖尿病の発症率が高くなるという研究報告

トリプトファンを多く含むおもな食品と含有量

食品名	含有量（mg） （可食部※100g あたり）
牛レバー（生）	290
牛ひれ（赤肉・生）	260
豚ロース（脂身つき・生）	230
豚ひき肉	210
鶏むね肉（皮つき・生）	250
鶏もも肉（皮つき・生）	220
カツオ（秋獲り・生）	300
クロマグロ（赤身・生）	300
マアジ（皮つき・焼き）	290
マサバ（焼き）	280
マイワシ（焼き）	280
大豆（国産黄大豆・ゆで）	210
いんげん豆（全粒・乾）	240
あずき（乾）	240
生揚げ	160
糸引き納豆	240
プロセスチーズ	290

※可食部…魚の骨、野菜の皮や根、しんなど廃棄する部分を除いた部分のこと

文部科学省「日本食品標準成分表 2015 年版（七訂）追補 2018 年」より

もあるので、朝にトリプトファンを摂って、体内でメラトニンが不足しないようにしましょう。

●グリシンを多く含む食品

グリシンもアミノ酸の一種で、近年、不眠を改善する効果が科学的に実証されています。グリシンの摂取によって体表の血流が増加、表面体温を上昇させて体内の熱を放出し、体の内部の温度が下がります。睡眠の際、体は「深部体温」を下げる仕組みがあるので、**グリシンは睡眠に入りやすくするとともに、睡眠の質も高める**のです。

グリシンは体内で合成できますが、不眠を改善したい人は、以下に挙げるような食品で摂取量を増やしたり、サプリメントで摂ることを考えてもいいでしょう。

グリシンを多く含む食品とは、牛スジや鶏軟骨といったコラーゲンを多く含む食品です。それもそのはず、グリシンはコラーゲンの約3分の1を占めるというアミノ酸です。

コラーゲンというと「お肌つやつや、ぷりぷり」をイメージする人もいるかと思いますが、残念ながら食事で摂取したコラーゲンがそのまま、私たちの体で使われるわけではありません。アミノ酸に分解されて、また必要に応じてさまざまなタンパク質の材料になるためで、コラーゲンをたっぷり食べて「お肌つやつや、ぷりぷり」になるとしたら、医学的には「気のせい（プラセボ効果）」という説明になるでしょう。

しかし、睡眠の質を上げて不眠を改善したいというときは、牛スジや鶏軟骨のコラーゲンをアミノ酸のグリシンに分解して、そのままグリシンとして使うわけですから、効果が期待できるというわけです。

第8章　うつ病を防ぐ・治す最高の食べ方

頭痛・肩こりは「うつ」の初期症状かもしれない

うつ病とは「気分が落ち込んで気力が湧かなくなる病気」です。

親しい人が亡くなったり、仕事で大失敗したりすると、誰でも食欲がなくなります。夜、眠れなくなったりもするでしょう。うつ病とは、そんな状態が治らなくなって、ずっと続いている病気と言えるでしょう。

うつ病は誰でもかかります。年齢や職業などに関係なく、また「心が弱いから」とか「性格の問題」ではありません。昨今、日本では1年間に100万人以上がうつ病などの気分障害で治療を受けているとされています。

うつ病が悪化すると、外出も仕事もできなくなってしまうこともあります。最近は高齢者の認知症の要因のひとつとも言われているので、もしかかっても軽いうちに治したいものですし、予防するに越したことはありません。

うつ病とされる特徴的な症状が2つあります。

ひとつは「憂うつな気分が朝から晩までずっと続く」こと。もうひとつは「興味や喜びを感じなくなった状態がずっと続く」こと。両者が同時に起こることもあります。少なくともどちらかの症状があって、それが2週間以上続いたときはうつ病かもしれません（双極性障害＝躁うつ病や、そのほかの病気の可能性もあります）。

初期のころは「頭痛・肩こり・立ちくらみ」「食欲がない」「体がだるい。すぐに疲れる」といった身体症状から始まって、やがて「不安や焦りを感じて落ち着かない。集中力が低下したりイライラしたりする」「好きだった趣味も楽しくない」「身だしなみにも関心がもてない」といった精神症状が出てくる場合も多いようです。

うつ病のメカニズムは研究途中

どうしてうつ病が起こるのか、じつはまだはっきり解明されているわけではありません。ただ、セロトニンやノルアドレナリンなどの、モノアミンと呼ばれる神経伝達物質が不足して起こる病気、という仮説が有力です。

脳内の神経細胞は、シナプスという継ぎ目で隣の神経細胞とつながっているのですが、セロトニンなどの神経伝達物質は、この継ぎ目で信号を伝える働きをしています。だから不足したり、働きが低下してくると、うつ病の症状が現れるとされています。仮説ではあるのですが、薬によってセロトニンなどを増やすと実際に改善するので、この考え方が支持されています。


治療は「薬物療法」と「休養」が中心で、可能なかぎり「環境を変える」「頑張りすぎない」など、原因となっているストレスを取り除くことが推奨されます。これは過剰な精神的なストレスや過労のために神経伝達物質の分泌が低下、不足が起こっていると考えられるからです。原因をそのままにして薬を飲んでも改善は望めません。

また、**予防するにはうまく息抜きをして、ストレスや過労を遠ざける**ことがポイントです。ひとりで責任を抱え込んでしまわないようにしましょう。

うつ病も、食事次第でリスクを下げられる

近年、「食」によるうつ症状の改善や、うつ病の予防が注目されています。うつ病の患者さんには、深夜に食事や間食をして、朝起きられなくて朝食抜きになるような、生活リズムが乱れている人が多くいます。

第１章で述べたように、朝食をきちんと摂っている人はうつ症状が少ないという研究結果は、複数紹介されています。

朝食を摂ることで生活にリズムができるとともに、脳のエネルギー源がしっかり確保できます。脳は運動機能や自律神経機能などすべての活動に関わっているので、エネルギー不足で働きが低調になると、脳のシステム全体が不調に陥ります。

さまざまな栄養素の不足が、抑うつなどの精神症状を引き起こすこともわかってきました。砂糖や油脂の多い料理、ファストフード、加工食品などばかり食べているよ

うな栄養のバランスの悪い食生活が、うつ病のリスクを上げているという指摘もあります。

魚介類、野菜、果物、ナッツ類、オリーブオイルなどをしっかり摂る地中海式の食生活をしている人は、うつ病の発生率が低いという海外の研究があることは先にも触れたとおりです。適切な栄養の摂取で、うつ症状を改善したり、うつ病のリスクが下げられることが国内外の研究から明らかになっています。

おすすめの食品・食べ方

●まずは緑茶

「最近、うつっぽいんです」「気分が落ち込んで体がだるい」と悩んでいる患者さんに、私はまず緑茶を毎日、何度も飲むことからおすすめしています。

1Lの水筒に入れておけば、自宅でも仕事場でも手軽に飲めます。これを朝昼晩と午後３時くらいに飲んでもらう。緑茶には特有の旨味成分であるテアニンが含まれていて、**リラックス効果や気分を落ち着かせる効果**があり、落ち込んだ気分が解消してきます。

うつになると肩こり、動悸、疲れやすい、体重が減るといった身体症状や、自律神経失調症も起こります。これらの症状にも緑茶はおすすめできます。

温かいほうがほっとできるので、お湯でいれてもらっていいのですが、テアニンが多く出るのは水出し緑茶です。茶葉を10～15ｇに対し水１Ｌを注いで一晩置いておくと出来上がりです。高価なお茶でなくても大丈夫、効果はあります。

水出しにすると旨味・甘味のもとであるテアニンが豊富に抽出され、苦味・渋味成分のカテキンやカフェインが抑えられて、優しい味の緑茶になります。

テアニンには、α波《アルファー》（ゆったりと気分の落ち着いたときに現れる脳波）を増加させたり、ストレスに対する自律神経系の反応を抑えたりするリラックス効果や、カフェインとの組み合わせで記憶力や作業速度・正確性を向上させるなどの効果が知られています。

動物実験ですが、脳血管障害の際の神経細胞死を抑える働きや、アルツハイマー病に関係していると言われるアミロイドβ《ベータ》による記憶障害、脳の神経細胞死の抑制など、脳に対するさまざまな作用があることも発見されています。

実際、うつ病の患者さんは、そうでない人と比較して緑茶を飲む頻度が少ないという研究結果や、逆に緑茶を飲む頻度が高い人はうつ病のリスクが低いという報告があるほか、うつ病の患者さんにテアニンを投与して、うつ病の症状や不安症状、睡眠障害などが改善したという試験結果も出ています。

うつの予防・改善にまずは緑茶を飲むところから、始めてみましょう。

●トリプトファンを含む肉、魚、大豆製品、乳製品

緑茶で改善してきたら、肉、魚、大豆製品、乳製品といったトリプトファンを多く含む食品も摂りましょう。

うつ病は、セロトニンなど神経伝達物質が不足して起こる病気と考えられていることは先にも述べたとおりですが、その**セロトニンの原料となるのがトリプトファンで**す。

トリプトファンは体内では生成されない必須アミノ酸なので、食事で摂らなくてはいけません。トリプトファンが豊富なのは、牛・豚・鶏の肉やレバー、カツオやマグロ、スジコ、タラコといった魚介類、豆腐、豆乳、納豆など大豆製品、牛乳、チーズ、ヨーグルトなど乳製品、そしてバナナといった食品が挙げられます。

そしてこれらを、**よく噛んで食べましょう**。これは同じリズムで繰り返す運動で、セロトニンの分泌がよくなるからです。リズム運動を始めて5分くらいでセロトニン濃度が高まってきて、20~30分でピークになるそうです。

「噛むこと」は食事のたびにしている最も手軽なリズム運動です。忙しい朝の5分間も「セロトニンが出てきている」と想像しながら、しっかりと噛んで食べてみてはいかがでしょうか。

摂取したトリプトファンが脳に届くためにサポートしているのが糖質です。肉・魚・大豆製品・乳製品などは柔らかいものが多いのですが、主食を玄米や全粒粉のパンなどにしてよく噛んで食べるといいですね。

また、**セロトニンが作られるには日光を浴びることが必要**です。ですから、これまで紹介した食品は朝食で摂ってください。そして通勤や散歩などで太陽の光を浴びましょう。朝、15分程度のウォーキングをすると日光を浴びながらリズム運動にもなります。屋内ならカーテンを閉め切ったままにせず、日中はカーテンを開けて日光を取り込みましょう。

●DHAやEPAを含む青魚

サバ、サンマ、アジ、イワシ、カツオ、マグロなどの青魚に多く含まれているDHA（ドコサヘキサエン酸）やEPA（エイコサペンタエン酸）は、最近、うつ病の改善にも有効であるという研究結果が多数発表されています。

血液中のＤＨＡ濃度、ＥＰＡ濃度の高い人と低い人で「抑うつ」状態が違うかどうかを調べたところ、ＤＨＡ、ＥＰＡともに濃度が高いほど「抑うつ」状態になる人は少なく、リスクはおよそ半分から6割くらいになるという報告はその一例です。

ＤＨＡやＥＰＡには**神経細胞を守り自己治癒力を高める作用があり、脳機能の回復に効果があるとされているので、「こころ」にも好影響があると考えていいでしょう。

●水溶性食物繊維を含む食品

いろいろと述べてきましたが、**大切なことは、特定の食品に頼るのではなく、まんべんなくバランスのいい食事をする**ことです。セロトニンの合成には、肉や魚や大豆製品、乳製品からのトリプトファンだけでなく、野菜・果物などに含まれるビタミンB_6や葉酸、ビタミンＤなども必要です。

それだけではありません。腸は脳と直接つながって相互に影響しているので、腸内環境を整えておくことの大切さも指摘されています。

善玉菌を増やして腸内環境をよくするために、ヨーグルトや納豆などの発酵食品とともに、水溶性食物繊維を摂りましょう。リンゴ、ミカン、ニンジン、キャベツ、トマトといった果物や野菜、また寒天、コンブ、ワカメといった海藻類に豊富に含まれています。

ご存知のように私たちの腸の中には約100～500種類、数にすると数百兆とも言われる細菌が、有用な働きをする善玉菌、有害物質を作り出す悪玉菌、どちらか優勢なほうに加担する日和見菌《ひよりみ》として、バランスを取って暮らしています。

腸内細菌が免疫機能に関わっていることは以前から知られていましたが、人間の体質は、遺伝子よりも腸内細菌の影響が大きいとさえ言われるようになりました。それだけでなく、思考や感情、性格といった精神活動まで関係していることが判明してきたのです。

いままで脳が指令を出していると思われていたことまで、腸と腸内細菌が影響していたのですから驚きです。

話はちょっと脇道にそれますが、なぜ腸がそこまで脳に関連しているのかというと、長い長い進化の歴史が関係しているのだそうです。

生命が動物として進化を始めたとき、最初にもった器官は消化に必要な腸でした。原始的な腸をもつ「腔腸《こうちょう》動物」の登場は５億〜７億年前とも言われます。腸内細菌が住むようになったのはこのときからです。

やがて腸をコントロールする神経細胞が現れ、それが集まったのが脳の始まりとされるので、腸の方が明らかに先輩格です。腸の粘膜細胞には脳に指令を出すルートが判明していますが、それも不思議ではないのかもしれません。

地球上で最も脳が進化した人間も、やはり腸の影響下からは逃れられません。腸内細菌とうまく協力すること――それが心も体も健康でいるための秘訣です。

第9章　認知症を防ぐ・治す最高の食べ方

運動と食事で認知症リスクは下げられる

2025年、団塊の世代が全員後期高齢者に突入するこの年、認知症の人が最大730万人に上るという厚生労働省の予測があります。認知症の予備群とされる軽度認知障害（MCI）と呼ばれる段階とあわせると1300万人に達するとも言われます。

1300万人というと日本人の9人に1人です。高齢者とされる65歳以上なら、なんと3人に1人が認知症、あるいはその予備群になるというのですから脅威でしかありません。社会的にも大問題ですが、中高年の方々にとっては、何とかして避けたい切実な課題ですよね。

今年（2019年）、世界保健機関（WHO）は、認知症の予防のための初のガイドラインを公開しました。

そこには「運動」「栄養バランスのよい健康的な食事」「太りすぎは避け、適正な体重にコントロールする」「高血圧の人は適切な治療を受ける」「糖尿病の人は、適切な治療を受け生活スタイルを改善する」「禁煙」「アルコール摂取を少なくする」などが並んでいます。

要点は「運動と食事を改善すれば認知症リスクは下げられる」ということです。

運動については65歳以上の人に「10分以上続けて行う有酸素運動を、週に合計150分以上」が推奨されています。

食事では「野菜や果物、雑穀や玄米などの全粒穀類、豆類、ナッツ類を十分に食べ、野菜と果物は1日に400g以上を食べること」が推奨され、砂糖など血糖値の上がりやすい糖質を減らすこと、脂肪の多い動物性食品を抑え、食塩の摂取量を1日5g未満にすることが理想とされています。

基本的に**体の健康のためにいいことが、脳にとってもいい**ことなのだとわかります。

糖尿病の人は、いちばん発症リスクが高い

認知症のおもなものにはアルツハイマー病、脳血管性認知症、レビー小体型認知症などがありますが、ご存知のように最も多いのがアルツハイマー病でおよそ4割、脳血管性認知症との混合型を含めると7割近くを占めると言われます。

アルツハイマー病の人の脳には「アミロイドβ《ベータ》」や「タウタンパク」といった特殊なタンパク質が溜まり、神経細胞を破壊していくことが明らかになっていますが、なぜそうなるのか、どうすれば予防や治療ができるのかという点はまだ判明していません。

しかし糖尿病や高血圧、脂質異常症、肥満といった生活習慣病が認知症全般のリスクを高めることはわかってきました。

とくに糖尿病の人がアルツハイマー病や脳血管性認知症を発症するリスクは2〜4倍とされますから、糖尿病の患者さんは何よりも適切な治療が欠かせません。「血糖

値が高いですね」と言われた人、あるいはまだ糖尿病ではない人は、いまから予防に最大限の関心を払いましょう。

おすすめの食品・食べ方

●糖質と塩分を控えめにすることから始めよう

糖尿病予防のためには、血糖値の乱高下《らんこうげ》や高い状態が長く続くことを避ける必要があります。白米や白いパンよりも玄米や五分づきのお米、全粒粉のパンなどに切り替えたり、こうした主食を減らしてタンパク質や食物繊維の豊富なおかずを増やしたりするように意識しましょう。

スポーツドリンクなどペットボトルの清涼飲料水には大量のブドウ糖が溶けているため、避けましょう。のどが渇いたときは、無糖のお茶（緑茶や紅茶など）がおすすめです。また、塩分を多く摂ると高血圧による動脈硬化が進むため、脳血管性認知症のリスクが高くなってしまいます。

間接的ですが、**糖質と塩分を控えめにすることが認知症の予防につながります。**

●DHAやEPAを含むサバやサンマの缶詰

認知症の予防効果が期待され、研究が進んでいるのがサバ、サンマ、イワシ、アジ、カツオ、マグロなど青魚の脂肪に多く含まれるDHA（ドコサヘキサエン酸）やEPA（エイコサペンタエン酸）です。

焼き魚でも煮魚でもいいのですが、手軽でDHAとEPAともに豊富なのは缶詰です。缶の汁にもしっかり含まれているので、捨てないで全部使いましょう。

サバの水煮缶をサラダにしたり、サンマの蒲焼き缶詰で炊き込みご飯にしたり、アレンジは広がります。

DHAはEPAとともに「オメガ3系不飽和脂肪酸」と呼ばれる油の仲間ですが、

脳の細胞膜の成分であり、脳や神経細胞の維持に必須です。

60～79歳の男女４３０人を対象に、10年後の認知機能低下リスクがどう変わるかを調べた国立長寿医療研究センターの研究によると、血液中のＤＨＡ濃度が「中間」または「高い」人は、「低い」人に比べてリスクが０・11～０・17倍と低くなっています。

海外の研究でも、魚の摂取でアルツハイマー型認知症のリスクが60～70％も低下したという報告が複数あり、**ＤＨＡの量が減少すると認知機能が低下する**ことは疑う余地はなさそうです。

またＤＨＡには「悪玉コレステロールを減らし、善玉コレステロールを増やす」「血小板が凝集するのを防ぐ」「血液中の中性脂肪を減らす」などの生活習慣病を防ぐ効果もあり、積極的に摂ることが勧められます。

ＥＰＡには「中性脂肪やコレステロールを低下させる」「血小板が凝集するのを防ぐ」「血圧を低下させる」といった作用があり、血栓が作られにくくなることから、**脳血管性認知症の予防**に効果が期待できます。

●抗酸化作用が強力な「色の濃い野菜」

強力な抗酸化作用のあるポリフェノールやカロテノイドには、**老化、動脈硬化、高血圧、認知症予防**が期待されています。

たとえば赤ワインなどに含まれるアントシアニン、緑茶の苦味や渋味の成分であるカテキン、大豆に含まれるイソフラボン、コーヒーに豊富なクロロゲン酸などです。1日にグラス1～2杯程度の赤ワインが認知症の発症を抑えるという報告もあります。ただしアルコールを飲めない人がムリして飲む必要はありません。また、大量の飲酒は認知症のリスクを高めてしまうので、「多くても2杯まで」と胸に刻んでおきましょう。

野菜に含まれる黄色や赤色の色素成分、カロテノイドも強力な抗酸化作用をもっています。豊富に含んでいるのはニンジン、カボチャ、トマト、ホウレンソウ、ブロッコリーといった色の濃い野菜です。

油に溶けやすく、水に溶けにくいので、炒め物や肉と一緒に調理するなど、油と一緒に摂取すると吸収率も高くなります。

カロテノイドは一度にたくさん摂ると油とともに蓄積してしまうので、毎日食べるのが抗酸化パワーを活かすポイントです。量の目安として、厚生労働省策定の「健康日本21」によると、「１日の野菜摂取量３５０ｇのうち、１２０ｇを緑黄色野菜で摂るのが望ましい」とされています。

１食あたりにすると40ｇ。これは小鉢ひとつほどの量ですから、認知症予防を目指して忘れずに食べたいものです。

第10章　花粉症を防ぐ・治す最高の食べ方

乳酸菌で花粉症の症状が軽くなる

花粉症などのアレルギー性鼻炎の症状は、日本人のおよそ2人に1人がもっていると言われます。50年くらい前は、ほとんど見られなかったようなのですが、いまや〝国民病〟と言われるくらい、多くの人が悩んでいます。

なぜそんなに増えたのかというと、スギの木が成長して盛んに花粉を撒き散らすようになったことに加えて、大気汚染、さらに住環境や食環境の変化などで、体がアレルギー反応を起こしやすくなっていると考えられています。

その一方で、近年、こうしたアレルギー症状にいい食べ物が明らかになってきました。

それが食物繊維を豊富に含む食品であり、乳酸菌を含む発酵食品です。というのも、こうした食品には腸内環境を整える作用があるためです。

「ヨーグルトが花粉症にいい」と聞いたことがある人もいるのではないでしょうか。

実際、乳酸菌を日常的に摂ることで花粉症の症状が軽くなった、という報告があります。

腸内環境を整えて免疫力アップ

ではなぜ乳酸菌や食物繊維がいいのでしょうか？

ごく簡単に言えば、アレルギー反応は私たちの体がもっている免疫システムが過敏に働いたことで起こります。ご存知のとおり、免疫は体に侵入した異物を排除する仕組みです。鼻や目に入ってきた花粉を排除しようとして鼻水、くしゃみ、鼻づまり、涙やかゆみといった症状が起こるのが花粉症です。

スギやヒノキの花粉などのアレルゲン（抗原）が体内に入ると、その抗体が作られてマスト細胞という細胞にくっつきます。この状態でまたアレルゲンが入ってくると、抗体が反応して、マスト細胞からヒスタミンなどの生理活性物質が放出されて目や鼻の神経と血管を刺激し、さまざまな症状が出るわけです。

近年の研究から、こうした免疫システムに大きく関わっているのが腸内環境だと判明してきて、「そのためには食物繊維や乳酸菌がいい」というエビデンスもつぎつぎと報告されるようになりました。

たとえば、アレルギー性疾患のひとつ、アトピー性皮膚炎の患者さんは、健康な人よりも腸内のビフィズス菌が少なかったという報告があります。ビフィズス菌は腸内の善玉菌の代表格です。

腸内環境で大切なのは、腸内細菌のバランスです。腸内には約100〜500種、100兆を優に超えるとも言われる細菌が善玉菌、悪玉菌、日和見菌《ひよりみ》の3つのグループでバランスを取りながらすみついています。その様子は花畑にたとえて「腸内フローラ」と呼ばれています。

そんな腸は、食べたものを消化吸収する器官であると同時に、とても大切な免疫器官でもあります。口から入ってくる多くの病原菌から体を守るため、また食べ物のタンパク質を異物と誤解して過敏な免疫反応を起こさないようにするメカニズムも備わっています。

腸内細菌はこうした免疫を発達させたり、働きを維持するために大切な役割を果たしていることが最近の研究から明らかにされました。

腸内細菌のバランスは善玉菌2・悪玉菌1・日和見菌7

乳酸菌、酪酸《らくさん》菌、ビフィズス菌などが善玉菌で、さまざまなビタミンを合成したり、腸の動きを活発にして排便を促したりしてくれています。

これに対してウエルシュ菌やブドウ球菌といった悪玉菌は、内容物を腐敗させて免疫力をダウンさせたり、毒素や発がん性物質を作ったりする悪者です。多数派の日和見菌は、勢力の強いほうの味方をするので、善玉菌を優勢にしておかなくてはいけません。

つまり、**腸内環境を整えるコツは、善玉菌を増やして悪玉菌を減らすこと。**理想的な腸内環境とは、**善玉菌2、悪玉菌1、日和見菌7のバランス**とされています。

以下、乳酸菌などの善玉菌や食物繊維を含み、腸内環境を整えてくれる食品を見ていきましょう。

おすすめの食品・食べ方

●善玉菌を含んだ無糖のヨーグルト

乳酸菌やビフィズス菌を含んだヨーグルトやヨーグルト飲料が、花粉症の症状を改善したという研究報告がいくつもあります。ポイントとしては、**花粉症のシーズン前から食べておくと改善効果が高い**ようです。

原則として、無糖のヨーグルトを選んでください。ヨーグルト飲料やフルーツ入りの製品などには、糖分の入った甘いものが多いのですが、これは避けましょう。血糖値の乱高下《らんこうげ》につながるからです。

事実、ヨーグルトが体にいいと聞いて糖分入りのヨーグルトをたくさん飲むようになったせいで、血糖値が悪化した患者さんは、診察室で診ていてもとても多くいらっしゃいます。

ヨーグルトにきな粉を入れると、善玉菌のエサとなる食物繊維と大豆オリゴ糖も一緒に摂れるので効果的です。ヨーグルトときな粉の組み合わせは、食後に血糖値が急上昇するのを抑える働きもあるのでおすすめです。

●善玉菌と食物繊維を同時に摂れる漬け物

善玉菌を増やすには、エサとなる食物繊維が必要です。野沢菜やキムチなどの漬け物は、乳酸菌とともに食物繊維が豊富な、腸のためにいい食品です。

もともと腸内に住んでいる善玉菌も、エサがないと増えることができません。現代の日本人は、食物繊維が不足気味なので、意識して摂る必要があります。

毎日の食事で食物繊維を摂ることは、お腹の中の善玉菌にエサやりをして増やしているのだと考えると、楽しくなってきませんか？

しかしじつは、口から取り込んだ善玉菌がそのまま腸まで届くとは限りません。大半の菌は胃酸で死んでしまい、耐酸性の強い菌だけが腸まで進みます。

「じゃあ、ヨーグルトも漬け物も、食べてもムダじゃないの？」と思いましたか？でもそれは誤解です。菌は死んでいても、その成分は腸に送られて免疫を刺激する役割を果たすので、生きているかどうかは重要ではありません。

さらに言えば、腸内細菌の種類は、生後7日目くらいで決まってしまうとされています。新しい種類の菌は腸にたどり着いても定着できず、便とともに排出されてしまうので、なおさら毎日食事で摂って供給することが大事です。

漬け物が優れているのは、食物繊維が豊富なことだけではありません。ヨーグルトの場合、乳タンパクが腸内環境を悪化させることがありますが、漬け物ではこうした問題が起こらないのです。

ただし、漬け物には塩分が含まれているので、高血圧の人は少なめに。また、浅漬けは塩分が多いうえに乳酸菌が少ないので、健康を考えて食べるなら、しっかりと漬かった漬け物にしましょう。

●水溶性食物繊維が豊富な食品

とくに**腸内細菌のエサになりやすいのは水溶性食物繊維**です。

代表的な水溶性食物繊維にはβ《ベータ》-グルカン、ペクチン、アルギン酸などがあります。大麦やオーツ麦にはβ-グルカンが豊富です。ご飯を炊くとき、押し麦を加えるといいですね。オーツ麦はあまりなじみのない食材かもしれませんが、オートミールの原料です。シリアル食品にも使われている製品があるので、週に何度か朝食に取り入れてみるのもよさそうです。砂糖の入っていないものを選びましょう。

ペクチンには水溶性と不溶性があるのですが、熟した果物には水溶性食物繊維が豊富です。リンゴの皮にはたくさん含まれているので、皮をむいて捨ててしまうのはもったいないですね。切り干し大根にも豊富に含まれているので、常備菜にして日常的に食卓にのせたい食品です。

アルギン酸はコンブ、ワカメ、モズクなどの海藻類に多く含まれています。善玉菌を増やすのに有効なほか、高血圧の予防やコレステロールを下げる効果、動脈硬化を予防する効果なども知られているので、生活習慣病が気になる人はこうした海藻類を積極的に摂るように心がけましょう。

●「甜茶」を花粉シーズンの前から飲む

バラ科の植物の葉から作られる甜茶《てんちゃ》は、中国では古くから健康茶として知られ、効能としては「熱を下げ、肺の乾きを癒やし、たんを除いて咳を止める」とされています。

花粉症の患者さんによるいくつもの臨床試験から、予防や症状が緩和されることが報告されており、その後の研究で、甜茶に含まれる「甜茶ポリフェノール」が、花粉症の症状を引き起こすヒスタミンが粘膜の細胞から分泌されるのを抑えたり、炎症を鎮めたりするとわかってきました。

アレルギー症状が出る前の予防効果が期待できるので、花粉のシーズンの前から、日常の飲み物を甜茶にしてみてはいかがでしょうか。

第11章　便秘を防ぐ・治す最高の食べ方

女性が便秘になりやすいのには理由がある

日本の女性の２人に１人が便秘の症状があるとさえ言われるくらい、便秘に悩んでいる患者さんは女性が圧倒的です。男性はどちらかというと下痢気味で、お腹が下りやすい。

なぜ女性に便秘が多いのでしょう？

その理由はいくつかありますが、女性は男性に比べて腹筋が弱いため、大腸の動きが弱いとされています。さらに、女性ホルモンのひとつ「黄体ホルモン」の影響もあります。

というのは、このホルモンの働きで体は水分を貯め込もうとして、大腸内で水分を吸収するので便が硬くなります。また子宮の収縮を抑える作用の影響で、大腸の動きが弱くなるとも考えられています。実際、毎月の月経前や妊娠初期は「黄体ホルモン」が多く分泌されるため、便秘になりやすくなります。

そのうえ、女性にはダイエットに励む方が多く、食事量が少なくなりがちです。そのため食物繊維や水分、脂肪分も減って、腸の動きが悪くなりやすいのです。もちろん男性でも、運動不足や食物繊維の少ない食事が続くと便秘の原因になりますから、安心はできません。

ストレスも便秘の原因になる

男女を問わない便秘の原因に、ストレスが挙げられます。男性で便秘という人はストレスが原因になっているケースが多くあります。

ストレスから便秘が起こるのはこんな仕組みです。自分で意識することなく内臓の働きをコントロールしている自律神経は、交感神経と副交感神経がセットになっていて、一方が優位になると、もう一方は休むような仕組みになっています。

ストレスを感じると交感神経が優位になりますが、腸の動きを支配しているのは副交感神経ですから、腸の動きが鈍くなる。そのため便秘になるわけです。さらに腸は脳と直接つながって相互に影響しており、「脳腸相関」と呼ばれて研究が進んでいます。

漢方でも、心配事やイライラが続くことによって、内臓の働きや連携が停滞、腸の動きが悪くなって便秘になるとされています。

便秘の原因で多いのは、大腸の蠕動《ぜんどう》運動（内容物を上流から下流へと運ぶ動き）が低下し、便が大腸に長時間とどまることで、水分がすっかり吸収されて硬くなって起こる「**弛緩性便秘**」と、ストレスなどが要因で大腸が過緊張の状態になってしまい、便がうまく運ばれなくなってしまう「**けいれん性便秘**」です。

それぞれの症状の特徴を挙げると、「弛緩性便秘」ではお腹が張る、残便感、食欲低下、肩こり、肌荒れなど。「けいれん性便秘」はコロコロとした便になり、食後に下腹部痛、残便感などの症状が出るようです。しばしば便秘と下痢が交互に起こります。

不快な便秘は早めに解消して快適な毎日を過ごしたいですよね。以下、症状がひどくならないうちに改善していくための食事について見ていきましょう。もちろん予防としても有効です。

おすすめの食品・食べ方

●生で食べられるものは生で食べる

果物、野菜、海藻類など食物繊維の多い食品を意識して摂りましょう。その際、生で食べられるものはできるだけ生で食べるようにすると、水分、ビタミン、酵素を多く残した状態で摂取できます。

水分は、お腹の中で便が作られるときに多く必要ですし、**ビタミンは、善玉菌の働きを活発にして、腸内環境を改善**してくれます。**酵素は、食べ物の分解や消化吸収をサポート**してくれるものです。

もっとも、生ものばかりに偏った食事はお腹を冷やしてしまうので、温かいものや火の通った料理もバランスよく摂っていきましょう。

●水溶性食物繊維を多く含む食品

便がカチカチになりがちな人は、水溶性食物繊維を意識して摂りましょう。

リンゴ、ミカン、ニンジン、キャベツ、トマトといった果物や野菜にはペクチンが、また寒天、コンブ、ワカメといった海藻類にはアルギン酸という水溶性食物繊維が豊富です。

水溶性食物繊維は腸内の善玉菌を増やす効果が高く、腸内環境を整えるのに欠かせません。また軟らかい便を作る働きもあります。

腸が内容物を上流から下流へと運ぶ蠕動運動をするためにはエネルギーが必要です。脳でも筋肉でも糖がエネルギーとして使われますが、腸はというと、小腸ではグルタミンというアミノ酸、そして食物繊維が分解されてできる酪酸《らくさん》が使われます。また、大腸では主として酪酸が使われます。つまり食物繊維をエサとする腸内細菌が作り出す酪酸によって、腸は動くのです。

大事なことは、**腸内細菌が好むのは水溶性食物繊維**だということです。

食物繊維ならなんでもいいというわけではありません。不溶性食物繊維だけでは腸内細菌が思うように増えないので、酪酸も不足しがちになってしまいます。

●不溶性食物繊維を多く含む食品

トイレですっと排便するためには、便にある程度のかさ（量）が必要です。

消化吸収のいいものだけ、必要な栄養素だけ摂ったらどうなるでしょう？　捨てるものがないことになるので便は少なくなり、蠕動運動も弱まります。つまり便通は悪くなってしまいます。

不溶性食物繊維は**腸内で水分を吸収してふくらむので、便のかさが増えて腸を刺激し、蠕動運動が活発化されて**便通がよくなります。

お腹が張る、残便感、食欲低下、肩こり、肌荒れといった症状の「弛緩性便秘」の方、下痢になりやすいという方は「不溶性」の食物繊維を多く摂るといいでしょう。

●発酵食品

発酵食品に含まれる乳酸菌には、腸内を弱酸性にすることで、**悪玉菌の増殖を抑えて善玉菌を増やす**効果があります。

ぬか漬けやキムチ、味噌などは、植物性乳酸菌を多く含む食品の代表です。

一方、動物性乳酸菌のおもな食品にはヨーグルト、チーズなどがあります。とくにビフィズス菌を含むタイプのヨーグルトは、高い整腸作用が期待できるのでおすすめです。

●オリゴ糖を多く含む食品

オリゴ糖は腸内で善玉菌のエサとなり、善玉菌を増やす作用があり、腸内環境を整えて便秘の改善を促してくれます。

オリゴ糖を多く含むのはタマネギ、ニンニク、アスパラガス、ゴボウなどの野菜や、バナナ、はちみつなど。また味噌や醬油などの発酵食品にも含まれています。野菜に含まれるオリゴ糖は含まれている食品によってオリゴ糖の種類が違います。

カルシウムなどのミネラルの吸収を高める作用もあります。

●オリーブオイル

オレイン酸という成分が含まれ、便秘解消に効果があります。

オレイン酸は腸に届くと、**蠕動運動を促進**してくれます。潤滑油の役割を果たし、便の通りもよくなるでしょう。
蠕動運動が最も活発な朝に、サラダや副菜などに大さじ1杯程度をかけて摂取するのがおすすめです。

●マグネシウムを多く含む食品

便秘薬の成分のひとつにもなっているくらい、マグネシウムには便秘の改善に効果があるとされています。水分を腸内に移動させる作用があり、**便を軟らかくしたりかさを増やしたりして蠕動運動を高めて**くれます。食物繊維を同時に摂るとなお効果的です。

マグネシウムは多くの食品に含まれています（左ページ表参照）。とくに多く含むのはアオサ、アオノリといった海藻ですが、一食で大量に摂取するわけではない食品なので、頻繁に食卓にのせる工夫をしましょう。

マグネシウムを多く含む食品

この表のように、語呂よく覚えましょう。

そば
のり
ひじき
まめ
ごこく（五穀）
とうふ
まっちゃ（抹茶）
ごま
わかめ
やさい
さかな
しいたけ
こんぶ
かき（牡蠣）
いも
なっとう
とうもろこし
くだもの

そばのひまごとまごわやさしいこかい？　なっとく！
（そばのひ孫と孫は優しい子かい？　納得！）

東京慈恵会医科大学　横田邦信先生作成

第12章　風邪を防ぐ・治す最高の食べ方

風邪薬は原因のウイルスをやっつけているわけではない

「のどが痛い。なんだか体がだるいと思っていたら熱も出てきた。どうも風邪をひいたみたい」――そんな経験はどなたにもありますよね。誰にとっても身近な病気、それが風邪です。

どうして風邪にかかるのかと言えば「ウイルスが鼻やのどで増えたから」で、医者らしく言えば「ウイルス性の上気道（鼻腔・咽頭・喉頭）の炎症を起こしている」ということになります。くしゃみ、鼻水、せき、たん、のどの痛み、発熱、体のだるさといったさまざまな症状はその結果です。

インフルエンザを例外として、風邪の原因となっているウイルスを撃退する薬はいまのところありません。「じゃあ、医者が処方してくれる薬や、ドラッグストアで売っている風邪薬は何？」と思われるでしょうが、あれは風邪のつらい症状を和らげるためのもの。ウイルスをやっつけているわけではないのです。

それでもほとんどの場合、風邪は1週間くらいで治ります。なぜなら、あなた自身の免疫力がウイルスを撃退するからです。

発熱は免疫細胞がウイルスと戦っている証拠。体温を上げて免疫細胞を活性化させ、ウイルスへの攻撃力を高めるとともに、熱に弱いウイルスを増殖しにくくします。脳の視床下部にある体温調節中枢が指令を出すと、筋肉が緊張したりふるえたりして熱を作ります。

さらに、熱を逃がさないように末梢血管の収縮で血流を抑え、汗腺を閉じ、立毛筋《りつもうきん》は毛を立たせて放熱を防ごうとします。発熱とともに寒気がして鳥肌が立つのはそのためです。

普通の風邪よりインフルエンザのほうが高熱になるのは、強力なウイルスに感染すると、体温はより高く設定されるためと考えられています。そして免疫がウイルスを撃退すると、体温調節中枢は平熱に戻す指令を出し、これに反応して発汗が起こって体温を下げるのです。

風邪のひきはじめに体温を上げて免疫力をアップ

こうした一連のメカニズムが働いて発熱しているので、**むやみやたらに解熱剤は使わないほうが望ましい。**熱を下げることは生体防御機能を弱めかねないからです。

風邪を早く治すには、保温・保湿・休養です。

体を温めて、マスクや加湿器などで湿度を保ち、ムリをしないでゆっくり休むこと。いまも昔も、これが最善の治療法です。

ポイントは**風邪のひきはじめで体温を上げる**ことです。漢方で処方する葛根湯《かっこんとう》はそのために使われます。家庭では後述するショウガ湯もいいですね。私自身も、ぞくっと寒気がして風邪をひきそうだなというとき、ショウガ湯を飲んで一晩ぐっすり眠ると、翌朝にはすっかりよくなっていることを何度も経験しています。

ひきはじめの症状は人それぞれですが、「のどが痛くて全身がだるいのが自分の風邪のひきはじめ」などと、みなさん感覚的につかんでいるのではないでしょうか。その段階で体を温めて免疫力をアップさせてあげることで、いち早くウイルスを撃退できます。

おすすめの食品・食べ方

●消化のいいものをムリせず食べる

では風邪をひいてしまったら、何を食べれば早く治るのでしょうか。

「しっかり食べて栄養を摂らないと治らないよ」と言う人もいます。おもに年配の人ですが、栄養状態が悪かったころのイメージが強いのでしょう。でも、**風邪で胃腸が弱っているときは、ムリして食べないほうがいい**ですね。

食欲もないのにがまんして食べても、消化不良で吐いてしまうこともあり、回復にはつながりません。

風邪のときは、多かれ少なかれ胃腸が弱っているので、食事はおかゆやスープなど、温かくて消化のいいものにします。体の中からも温めて、免疫を活性化する一助になります。

●体温のエネルギー源となる糖質とタンパク質を含む食品

発熱するにはエネルギー源が必要です。糖質とタンパク質はどちらも**エネルギー源となって体温を高く保ち、免疫力を上げる**ことができます。

早くエネルギーになる消化のいい糖質を選びましょう。風邪のときの定番、おかゆはその意味ですぐれたメニューです。温泉卵やポーチドエッグをあわせると、タンパク質も摂れます。

ニンジン、モロヘイヤ、ホウレンソウ、ミカンなどに多く含まれているβ《ベータ》-カロテンは粘膜を健康にする効果があります。ウイルスが取り付いて主戦場になった鼻やのどの粘膜を回復させましょう。β-カロテンを摂って粘膜の健康状態をよくすることは、もちろん風邪の予防効果も期待できます。

強い抗酸化作用とともに、ウイルスを撃退する白血球の働きを助けるビタミンCも摂りましょう。野菜では赤ピーマンやジャガイモ、果物ではレモンやカキに豊富です。

エネルギー代謝を促進してくれるビタミンB_1も摂取したい栄養素です。タラコはビタミンBやほかのB群、タンパク質、ミネラルも豊富なので、おかゆに添えるといいですね。また豚肉はビタミンB_1が豊富な食品の代表です。食欲さえあれば、脂身の少ない赤身肉でビタミンB_1やタンパク質を補給しましょう。

●体を温める食品

先にも述べたとおり、体温は免疫力と大きな関係があります。

「体温が1度下がると免疫力は30%落ちる」とも言われるほどで、平熱が35度台という人は免疫力が低下している可能性があります。

体を温める食品として、代表的なのはショウガです。すりおろしたショウガにはちみつを加え、熱湯に混ぜて作るショウガ湯は、風邪のひきはじめに飲むと体温をぐっと上げてくれます。免疫力をパワーアップさせてウイルスを撃退しましょう。

最近は「冷え性なんです」という患者さんが多いのですが、日ごろから体を温める食品で体温を上げ、免疫力を高く保ちましょう。

ショウガのほかにも、体を温める食品はたくさんあります。

漢方ではタマネギ、ゴボウ、ニンジン、ヤマイモといった根菜類、ネギ、ニラ、ニンニク、カボチャなどに体を温める作用があるとされます。動物性食品では、サバ、アジ、鶏もも肉、羊肉など。漢方はとくに体を冷やさないことを重視しており、こうした体を温める食品を、温かい料理にして食べることを勧めています。

体温が上がると免疫力が上がる理由はいくつかありますが、そのひとつが「酵素の活性化」です。消化吸収から細胞の新陳代謝まで、私たちが生命を維持しているあらゆる場面で酵素が活躍しています。その**酵素の活性が最も高まるのが37度前後**とされます。

　また体温が上がると血流がよくなり、免疫細胞も全身をくまなく巡ることになります。

「冷え性でつらい」という方の中には、風邪をひきやすいという方もいるのではありませんか？　免疫力を上げる意味からも、体を温める食品を意識して摂るようにしてみてはいかがでしょう。

著者略歴

１９８３年、福岡県に生まれる。糖尿病内科・ダイエット外来専門の医師。福岡大学医学部を卒業後、アイルランド、オーストラリアへ留学。帰国後、大学病院、地域の基幹病院を経て、現在は、福岡県みやま市の工藤内科で地域医療を行っている。糖尿病・ダイエット治療・漢方治療を専門とし、ＮＨＫ「あさイチ」「ガッテン！」、ＴＢＳ「名医のＴＨＥ太鼓判」、日本テレビ「世界一受けたい授業」、フジテレビ「ホンマでっか⁉ＴＶ」に肥満治療評論家として出演するなど、メディア出演多数。

日本内科学会・日本糖尿病学会・日本肥満学会・日本抗加齢医学会・日本東洋医学会・日本女性医学学会・日本高血圧学会・小児慢性疾病指定医。

著書には『ダイエット外来医師が教える　リバウンドしない血糖値の下げ方』（笠倉出版社）、『１日１杯飲むだけダイエット　やせる出汁』（アスコム）などがある。

kudonaika.com

医者《いしゃ》の新常識《しんじょうしき》
病気《びょうき》にならない最高《さいこう》の食《た》べ方《かた》

二〇一九年十月一三日　第一刷発行

著者　工藤孝文《くどうたかふみ》

発行者　古屋信吾

発行所　株式会社さくら舎　http://www.sakurasha.com
東京都千代田区富士見一-二-一一　〒一〇二-〇〇七一
電話　営業　〇三-五二一一-六五三三　FAX　〇三-五二一一-六四八一
編集　〇三-五二一一-六四八〇
振替　〇〇一九〇-八-四〇二〇六〇

装丁　アルビレオ

印刷・製本　中央精版印刷株式会社

ISBN978-4-86581-218-3